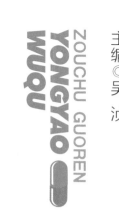

ZOUCHU GUOREN
YONGYAO
WUQU

主编◎吴 祯

走出

国人用药

误区

U0345299

中国医药科技出版社

内 容 提 要

本书从 40 个方面详细解读了当前我国居民广泛存在于临床、社区、家庭的用药误区，结构清晰、简繁得当、精炼意赅，既有其科学性、权威性、专业性，又不乏可读性、趣味性、实用性。每部分内容均配以趣味插图与典型病例、案例以及国际最新权威数据的比对分析，可使读者一目了然、感同身受、警醒珍重。本书将为国人走出用药误区，使安全用药理念深入居民生活，尽可能有效控制滥用、误用、错用药物所致公众健康损害发挥重要作用；并将为构建适合我国国情的安全用药综合战略模式发挥深远意义。

图书在版编目（CIP）数据

走出国人用药误区 / 吴浈主编 . —北京：中国医药科技出版社 , 2016.1

ISBN 978-7-5067-7821-3

Ⅰ . ①走… Ⅱ . ①吴… Ⅲ . ①用药法 – 基本知识 Ⅳ . ① R452

中国版本图书馆 CIP 数据核字（2015）第 229821 号

美术编辑 陈君杞

版式设计 锋尚设计

出版 中国医药科技出版社

地址 北京市海淀区文慧园北路甲 22 号

邮编 100082

电话 发行：010-62227427 邮购：010-62236938

网址 www.cmstp.com

规格 710×1000mm $^1/_{16}$

印张 9$^1/_4$

字数 66 千字

版次 2016 年 1 月第 1 版

印次 2016 年 1 月第 1 次印刷

印刷 北京盛通印刷股份有限公司

经销 全国各地新华书店

书号 ISBN 978-7-5067-7821-3

定价 38.00 元

本社图书如存在印装质量问题请与本社联系调换

编委会

序

自古以来，我国都将习医用药当作"至精至微之事"，要求以"熟读思深"的方法态度，"如履薄冰"的敬畏之心，"救死扶伤"的仁道情怀事之为之。时至今日，药品安全依然是人命关天的大事，提高人民群众的用药安全水平，需要各方携手，不懈努力。

世界卫生组织（WHO）指出，全世界所有病患，有半数不能正确服药，而缺乏安全合理用药的技能和知识是导致不能正确使用药物的首要原因。这一问题在我国同样表现突出。相当长一段时期，我国经济社会都处于高速发展阶段，医药产业实现了持续健康稳定发展，为广大人民群众提供了品种齐全、数量充足的医药产品，极大满足了公众用药需求，但与此同时，借助互联网快速发展，社会信息传播越来越快捷，传播形态越来越多样化，越来越多的人借助社交平台或者搜索引擎等互联网工具来获取用药信息。相对于社会对健康类信息需求快速增长的情况而言，我们公众安全有效、合理适度用药的知识技能还非常匮乏，用药信息甄别能力还不强，相当一部分居民深受不合理用药之害却懵然不知。据不完全统计，我国90%以上的居民曾经或正在陷入用药误区，滥用、误用、错用等用药安全问题普遍存在。广泛而深入地开展合理用药科普宣传，是消除公众用药安全隐患、促进药物合理使用的重要手段之一。

为了普及推广安全用药理念与实用知识，国家食品药品监督管理总局近年来一直坚持开展各种合理用药科普工作。比如，自2011年起，每年举办一次"全国安全用药月"活动，开展各项特色主题活动，帮助居民了解用药误区，提高安全用药科学素养。2012年起，在安全月期间开始举办"药品安全网络知识竞赛"。根据大家在竞赛答题中的错题情况，梳理总结出错误率较高的用药误区，并以此为基础制作了非常实用的安全用药警示，得到了各界人士的广泛好评。为进一步强化竞赛活动的成果运用，让更多人关注安全合理用药问题，今年，总局组织资深药品安全专家学者，将历届知识竞赛中错误率较高、有代表性的用药问题误区做了进一步提炼，化繁为简，选取出我国居民广泛存在临床、社区、家庭的40个典型用药误区进行集中解读，并请专业人士，采用生活情境漫画插图的形式，将用药误区所涉及的典型案例、权威数据等进行形象化表现，汇集制作了可读性很强的漫画版《走出国人用药误区》一书。我们期冀以这种方式，帮助公众有效甄别"乱花渐欲迷人眼"的安全用药"谣言"，在生活中树立安全用药的科学理念，走出常见的用药误区，为公众的用药安全保驾护航。

国家食品药品监督管理总局副局长

吴浈

2015年10月

前　言

　　健康是民生之本。提高全民健康水平，关系到亿万人民群众的幸福安康。随着我国社会经济的发展，人民物质文化生活水平的不断提高，对健康的渴求也越来越强烈。作为防病治病的重要武器，药物却是一把双刃剑。正确地使用药物，可以预防和治疗疾病；而不当用药，不仅增加病人的痛苦、增加医疗成本，严重时还可能导致其他疾病。教育引导公众了解基本的用药常识，增强安全用药的意识，形成良好的用药习惯非常必要。

　　党中央、国务院高度重视公众的用药安全。国家食品药品监督管理总局制定了《食品药品安全科普行动计划（2011–2015）》，指导中国药学会从2012年起连续4年开展"药品安全网络知识竞赛"活动。活动根据公众日常安全用药需要，将晦涩难懂的药学知识，融入通俗易懂的题目中，以有奖问答的知识竞赛形式，通过网络、微博、APP等网络和移动新媒体向公众传播辐射，受到社会各界的广泛关注和欢迎。2012～2014年，竞赛网页点击率近2000万次，逾270万人次参与答题，平均每日答题人数过万。

　　竞赛题库是网络知识竞赛的基础，为保证竞赛用题的科学、权威与准确，中国药学会每年都会在既往知识竞赛题库的基础上，组织医药方面的专家对命题进行审查更新和科普化改造。根据每年活动的主题和特点，按突出科学性、大众性、普及性，使公众易于理解和接受的原则，从题库中筛选出与百姓生活息息相关的药品安全相关常识作为竞赛用题。竞赛用题包括一般常识、用药方法、不良反应、政策法规和购药储药等几大类。

在活动中，中国药学会组织药学专家对网民的答卷进行统计分析，梳理出典型常见的、错误率较高的、后果较严重的用药误区进行解读，通过图解、漫画、微视频等多种形式向公众进行再次的科普宣传。这样有针对性地指导公众安全用药，更加精准，更易被公众所接受。

2013年，竞赛成果得到国务院领导的高度肯定，汪洋副总理做出重要批示，要求充分利用竞赛成果，通过各种有效方式有针对性解决群众用药误区问题，进一步扩大活动成果。2014年，安全用药月活动期间梳理出的安全用药科普知识通过央视新闻直播间、央视新闻官方微博、人民日报、生命时报等媒体传播，覆盖人群超过1亿人次。

本书收载了历年"药品安全网络知识竞赛"活动中梳理出来的40个公众常见用药安全误区，以通俗的文字、形象的漫画来阐述那些关乎我们自身健康的用药知识。希望本书能帮助读者了解正确使用药物的方法、破除伪科学用药谣言，促进全民健康科学素质提升。

在本书的编写过程中，得到了中国药学会合理用药科普传播专家团的大力支持与帮助，北京协和医院张继春主任药师、首都医科大学附属北京世纪坛医院孙路路主任药师、首都医科大学附属北京妇产医院冯欣主任药师、北京医院杨丽萍主任药师、中国医学科学院肿瘤医院李国辉主任药师、中国中医科学院广安门医院王丽霞主任药师、中国人民解放军第三〇二医院刘丽萍主任药师、中国人民解放军总医院第一附属医院刘皈阳主任药师、北京大学首钢医院沈司京主任药师、北京大学第一医院周颖主任药师、天津中医药大学第二附属医院邹爱英主任药师等11位临床药学专家提供了安全用药的指导，并对稿件进行了审核修订，在此致以衷心的感谢！

一本好书需要接受读者的检验，热忱希望大家在阅读过程中不断提出宝贵意见，待再版时予以改进，使之逐渐完善。祝愿您安全用药、身体健康！

编者
2015年10月

目 录

误区**1** 自行调快输液滴速，严重可致死亡

　　几乎每个人都有过输液（打点滴）的经历，不少人在打点滴的过程中，总是嫌速度太慢，自行去调快药液的滴速，根据调查统计，不少居民都有过自行调节输液速度的做法，殊不知这一小小的举动也许就会导致晕厥甚至死亡。2011年，在一起医疗事故中，患者在滴注过程中死亡，鉴定原因就是患者所滴注的林可霉素滴速过快，最终导致了悲剧的发生。

　　中国药学会安全用药科普传播委员会专家指出：首先，不赞成遇到发烧、感冒、腹泻等就去医院输液，公众用药还是要遵循能口服就不肌注、能肌注就不输液的原则。其次，如果需要输液治疗，一定要谨遵医嘱，切不可自行调节输液速度。一般情况下，成年人输液速度为40～60滴／分钟；儿童、老年人由于器官发育不完全或功能降低，输液速度应减慢，儿童的输液速度为20～40滴／

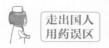

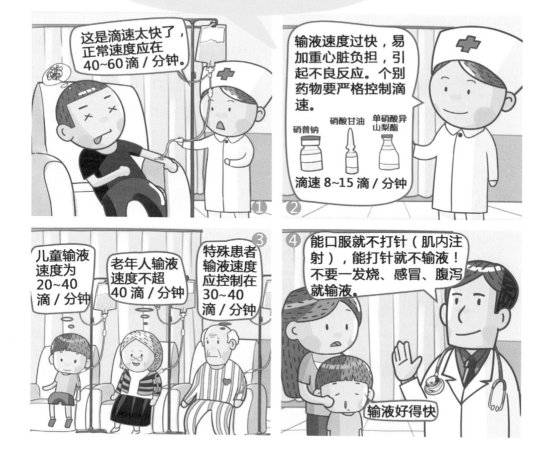

分钟，老年人输液速度不应超过40滴／分钟；一些特殊患者，如患有心脏病（尤其是心功能不全）或肺部疾病者，输液速度应控制在30～40滴／分钟为宜。输液速度过快，易加重心脏负担，引起心力衰竭或肺水肿等不良反应，如硝普钠在滴注时需严格控制滴速，过快可使血压急剧下降；硝酸甘油、单硝酸异山梨酯滴注速度应为8～15滴／分钟，过快则可引起血压下降、心率加快，甚至晕厥；钾剂滴速过快可能引起高钾血症，表现为四肢无力、手脚口唇发麻、呼吸乏力及呼吸困难、心率减慢、心律紊乱，甚至心脏停搏；氨基酸、脂肪乳等肠外营养药物输注过快，可引起面红、发热、恶心、呕吐、心悸、胸闷等不适。

在此提示公众：如果在输液过程中感到心悸、胸闷等不适，一定要及时向护士和医生报告，切不可自行调整或隐瞒，导致身体受到损害。

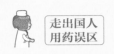

误区2 乱服止痛药，
严重可致死亡

　　很多居民不了解长期服用止痛片可能产生的不良反应。药学会专家指出，痛觉作为机体受到伤害的一种警告，可以作为某些疾病诊断的依据。止痛类药物容易掩盖疾病本身的症状，延误针对病因的治疗。遇到疼痛后简单地寻求止痛药的帮助，可能会错过对于疾病的最佳诊治时间。因此，在遇到某些不知原因的疼痛时，病人要积极就医查找病因，切不可盲目依赖止痛药。如果需要使用止痛药物，每次服用的时间也最好不要超过3天，服用时若出现不良反应，应立即停药，并及时前往医院治疗。

　　长期服用阿片类止痛药可能导致药物依赖。著名美剧《豪斯医生》（《House M.D.》）的主角在剧中就因为大量服用止痛药维柯丁而导致成瘾。过量服用止痛药还可能对心血管系统以及肝、肾功能造成损害。据媒体报道，美国著名影星史泰龙的儿子，就被怀疑在手术后大量服用止痛药

乱服**止痛药，**严重可致**死亡**

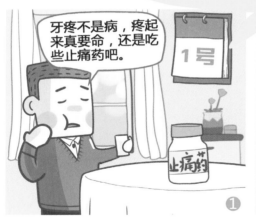

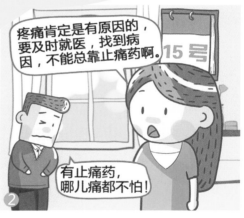

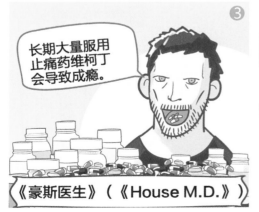

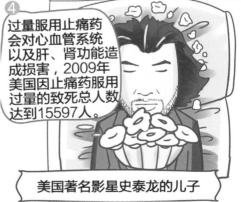

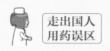

而导致死亡。而据美国疾病预防控制中心统计，2009年因止痛药服用过量的致死总人数达到15597人。因此，服用止痛药一定要在遵循医嘱的情况下，把握适度原则，不能盲目服用。

误区 3 服用过量，
维生素变毒药

　　维生素是我们在日常生活中经常接触的治疗药品和保健食品，许多人每天都会服用大量的维生素。但大部分居民却不了解维生素的一般服用方法。专家指出，服用维生素的前提条件是掌握"适合"与"适度"两个原则。

　　所谓"适合"是指应根据个人情况的不同来定制补充方案，如感冒病人可适当补充维生素C；经常喝酒的人可适当补充维生素B_6，因维生素B_6在脂肪及蛋白质的吸收中发挥重要作用，可作为防治脂肪肝的辅助成分；喜欢运动的人可适当补充维生素B_1和维生素C，以补充由于出汗过多而引起的代谢消耗；处于生长发育期的儿童，因机体容易缺乏日常膳食中含量很少的维生素D，可适当补充一些。

　　而"适度"则强调的是不要认为维生素是人体中不可缺少的营养成分，就盲目补充，其实人体对维生素的需求是有一定限量的，摄入过量的维生素则会引起中毒。比如

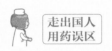

服用**过量**，维生素变**毒药**

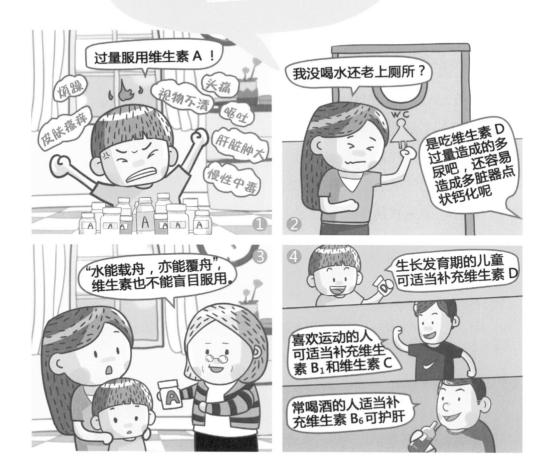

人体摄入过量的维生素A可引起中毒综合征，导致烦躁、头痛、呕吐、皮肤瘙痒、视物不清、肝脏肿大。婴幼儿服用维生素A，如一次剂量超过30万国际单位，可引起急性中毒；长期服用5万～10万国际单位，6个月左右可发生慢性中毒。除维生素A以外，维生素D过量会造成多脏器点状钙化和多尿；维生素E过量会导致出血倾向。"水能载舟，亦能覆舟"，维生素不能服用过多，也最好不要空腹服用。

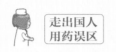

误区4 润喉片勿当零食，长期口含反伤喉

很多居民不了解咽炎含片的正确服用方法。润喉片种类繁多，许多人在聚会唱歌、长时间讲话后都愿意含服几片，甚至一些人服用润喉片上瘾。需要指出的是润喉片毕竟是药物，有一定的毒副作用。如清凉的薄荷有收缩口腔黏膜血管、减轻炎症水肿和疼痛的功效，但如若口咽并无炎症也经常含服此类药物，口腔黏膜血管因经常收缩，易致干燥破损，形成口腔溃疡。大部分中药制剂的润喉片含有冰片，冰片能清热解毒、抗菌消炎止痛，但易造成滑胎、流产，孕妇在服用润喉片时一定要慎之又慎。此外，润喉片通常还含有碘，虽然有良好的抗菌作用，但对口腔黏膜的刺激性也很大，长期服用可能导致菌群失调而诱发口腔溃疡。

一般润喉片正确的服用方法是将药片置于舌根部，尽量贴近咽喉含服。含服药片时不要咀嚼、也不要吞咽，并

润喉片勿当零食，长期口含反伤喉

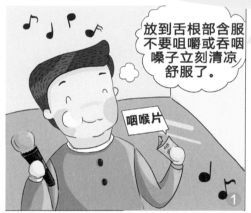

放到舌根部含服不要咀嚼或吞咽嗓子立刻清凉舒服了。

咽喉片

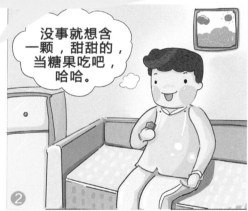

没事就想含一颗，甜甜的，当糖果吃吧，哈哈。

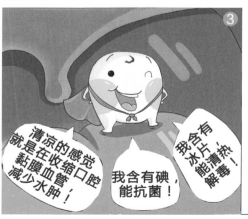

清凉的感觉就是在收缩口腔黏膜血管减少水肿！

我含有碘，能抗菌！

有薄荷、冰片清凉解毒我冰冰能解毒！

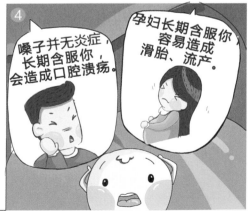

嗓子并无炎症，长期含服我，会造成口腔溃疡。

孕妇长期含服我，容易造成滑胎、流产。

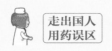

应尽可能少说话；含完药片后在30分钟内，最好不要吃东西、饮水和漱口。

误区 5 小小创可贴，乱用竟致命

　　生活中偶尔会有些磕磕碰碰，造成皮肉损伤在所难免，这时很多人把创可贴当作万能药，部分居民在受伤后第一选择就是使用创可贴，殊不知创可贴使用不当，也会对身体造成伤害。《湖北日报》曾报道过这样一个病例：一位农民朋友在田地里干活时脚被碎玻璃划了一个伤口，他稍稍用水冲洗了一下，然后就用创可贴将伤口紧紧包住，一个多星期后疼痛逐渐减轻，可他却慢慢感到全身不适、坐立不安、张口吃力。去医院就诊后发现感染了"破伤风"，病情危重，经过抢救才保住了生命。可见对于不同的创伤，使用创可贴的方式也不能一概而论。

　　药学会专家强调：首先，对于出血较多的伤口不宜用创可贴，而应及时去医院治疗；其次，小而深的伤口也不宜用创可贴，因为不易清洗干净，容易遗留异物和被细菌感染，尤其是破伤风杆菌等厌氧菌，若再贴上创可贴，会

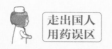

小小创可贴，
乱用竟致命

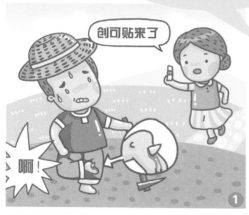

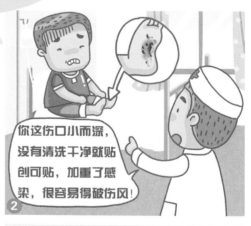

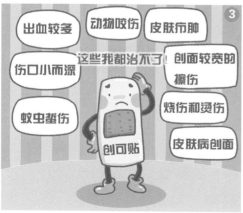

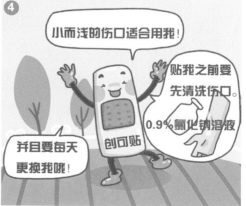

加重感染。而对于动物咬伤、蜇伤所造成的伤口，切忌使用创可贴，以免毒汁和病菌在伤口内蓄积扩散。对于各种皮肤疖肿也不能使用创口贴，因为创可贴的吸水性及透气性较差，不利于脓液的吸收和引流，反而有利于细菌的生长繁殖。此外，其他污染较重的伤口、已发生感染的伤口，程度较重或创面较宽的皮肤擦伤、烧伤和烫伤的创面，皮肤病创面等，均不宜使用创可贴。

在使用创可贴前应检查创伤面是否遗留玻璃屑、泥土等污物，如有污物，需用清水或0.9%氯化钠溶液冲洗干净，再贴敷创可贴。创可贴也要每日更换一次，以防感染。

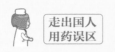

误区 **6** "药驾"赛"酒驾"，忽视危害大

大家都知道酒后驾车危险，但很少意识到"药驾"同样存在引发交通事故的安全隐患。很多居民不了解哪些药物会对驾驶产生影响，其实，药驾危害并不比酒驾小。《南方日报》曾报道，奥地利科学家柯·瓦格涅尔在研究了9000例交通事故后查明，其中16%是因驾驶员服用了某种药物所引起的；而根据美国科学家调查研究显示，酒驾（乙醇测试阳性）导致车祸事故率为18%。说明某些药物和酒精一样，都能削弱人类的思维判断力。

药学会专家指出：一些感冒药、抗过敏药、镇静催眠药、抗偏头痛药，均可使驾驶员处于嗜睡状态；一些镇咳药、解热镇痛药、抗病毒药，可导致驾驶员出现眩晕或幻觉；某些解热镇痛药、解除胃痉挛药、扩张血管药、抗心绞痛药、抗癫痫药，可引起驾驶员视物模糊或辨色困难；某些镇痛药、抑酸药、避孕药，可使驾驶员出现定向力障碍。

"药驾"赛"酒驾",忽视危害大

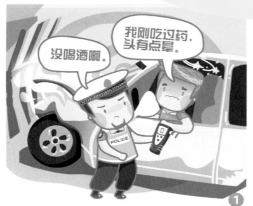

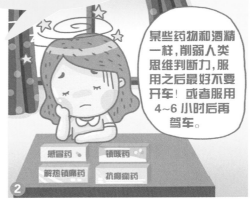

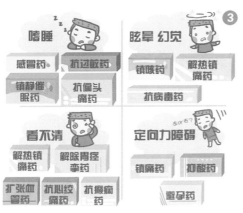

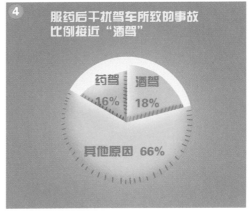

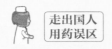
　　专家强调：驾驶员需要注意服用的药物是否含有对驾驶能力有影响的成分。一般情况下，对驾车有影响的药物应在开车前4小时慎用，最好在服用后休息6小时再开车。若必须在驾驶前服药，可选择替代药物，如过敏时尽量选用对中枢神经抑制作用小的抗过敏药，感冒时选用不含镇静和抗过敏成分的药物。糖尿病患者注射胰岛素和服用降糖药后应稍事休息再开车，或少量进食以防血糖过低。

误区**7** 补钙过量，反而影响儿童发育

　　如今，补钙似乎已经成为最时尚的保健方式，各种补钙产品充当了广告界的"宠儿"，从孩子到成年人再到老年人都在不停地补钙，但是对于不同年龄阶段的人每日钙摄入量的标准，许多居民不甚了解。

　　药学会专家指出：根据《中国居民膳食营养素参考摄入量》中指出，人体对钙的需求量因年龄不同而各异。对于儿童来说，0～6个月的婴儿每日需要的钙摄入量为300～400毫克，1～4岁儿童每日需要600～800毫克，4～14岁为每日800～1000毫克。如果儿童补钙过量，可能会导致身体浮肿、多汗、厌食、恶心、便秘、消化不良，严重的还可引起钙性尿结石、高钙尿症。同时，儿童补钙过量还可能限制大脑发育，反而影响正常生长。因此，儿童补钙应在医生指导下进行。成人的钙推荐摄入量为每日不超过2000毫克，摄入钙过多可能干扰其他微量元素的吸收，还

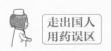
补钙过量，反而影响儿童发育

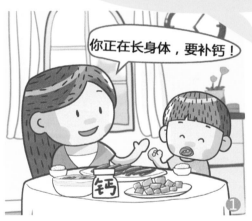

你正在长身体，要补钙！

①

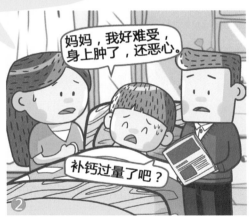

妈妈，我好难受，身上肿了，还恶心。

补钙过量了吧？

②

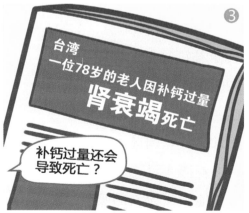

③

台湾
一位78岁的老人因补钙过量
肾衰竭死亡

补钙过量还会导致死亡？

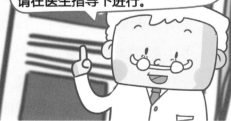

④ 0~6个月的婴儿每日需要的钙摄入量为300~400毫克，1~4岁儿童每日需要600~800毫克，4~14岁为每日800~1000毫克。成人的钙推荐摄入量为每日不超过2000毫克。请在医生指导下进行。

可能导致罹患肾结石病等。老年人因肝肾功能减退，导致机体对药物的吸收、分布和代谢等能力下降，因此在补钙时更需格外注意。人民网曾报道过台湾一名78岁老婆婆因补钙过量而引发肾衰竭死亡的案例。所以推荐老年人补钙应以食补为主，重视营养合理的配餐，选择含钙量较高而又购买方便的食品，同时要与锻炼身体相结合，补钙的剂量应掌控在每日1200～1500毫克为宜。

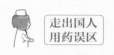
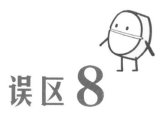

误区 8 服药方式需注意，错用治病变无效

　　不少居民对于嚼服、吞服这些基本的服药方式不太了解。专家指出：错误的给药方式不能起到治疗疾病的作用，服药方法不正确会直接影响药效的发挥，甚至会对身体造成伤害。

　　我们一般服用的药片除了含有主药外，还含有崩解剂等辅料成分，所以药片在胃中会逐渐崩解、溶解、吸收，从而起到治疗作用。因此，服用一般药片可整片吞咽，不需要嚼碎。当然，还有一些特殊的药物需要嚼碎后才能更好地发挥功效。例如：治疗胃酸过多和溃疡病的复方氢氧化铝片等，嚼碎后进入胃中可很快使氢氧化铝等药物在胃壁上形成一层保护膜，从而减轻食物和胃酸对胃壁溃疡的刺激；又如酵母片，因为含有较多黏性物质，如不嚼碎会在胃内形成黏性团块，影响药物吸收，所以应嚼碎服用；另外，高血压患者在血压突然增高时（低压在100mmHg以

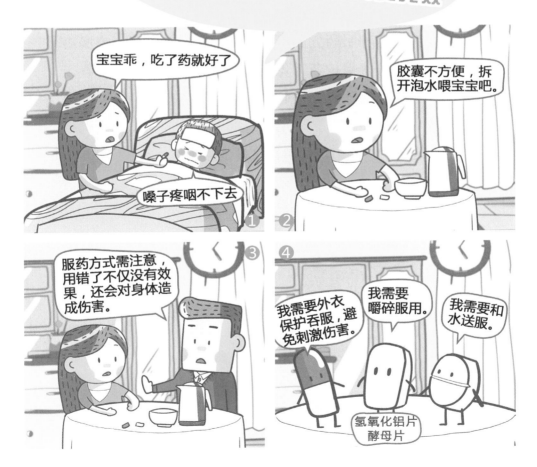

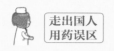

上），可立即取1片硝苯地平嚼碎后含在舌下，能起到迅速降压的作用。

除了片剂外，对于常见的胶囊剂也要注意服用方式。胶囊剂的种类很多，主要供口服。有些病人或小孩嫌胶囊剂不易吞服，于是干脆把胶囊打开，将其中的药粉倒出来服用。其实这种服药方法是不正确的。有些胶囊具有肠溶性质，肠溶胶囊保护药物免遭胃酸破坏，使之完好保存至肠道，从而被肠壁黏膜吸收以发挥治疗作用。另外，如果把胶囊中的药粉倒出来服用，有些刺激性的药物还会灼伤口腔与食道，对患者身体造成额外的损伤。

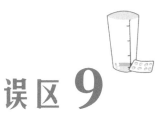

误区 9 用水服药需注意，多喝少喝有讲究

在服用药品过程中，对于哪些药物服用后应多喝水，哪些应少喝甚至不喝，大多数居民不甚了解。专家指出：一般的口服剂型，例如大部分片剂通常用150~200毫升水送服即可。用水太多会稀释胃液，加速胃排空，反而不利于药物的吸收。但是对于一些特殊药物，为减弱其毒性，避免对器官特别是对肾脏的损伤，要求服用药物后每日必须饮水2000毫升以上。比如：在服用抗痛风药后，应大量饮水（一日应为2000~2500毫升），以降低黄嘌呤结石以及肾内尿酸沉积的风险；服用排尿结石的药后，也需大量饮水，保持一日尿量在2500~3000毫升，以冲洗尿道、稀释尿液，从而降低尿液中盐类物质的浓度和尿盐沉淀的机会。

同时，在服用某些药物后，则需要少饮水甚至短时不饮水。比如：氢氧化铝凝胶、硫糖铝、胶体果胶铋这些保

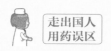
用水服药需注意，多喝少喝有讲究

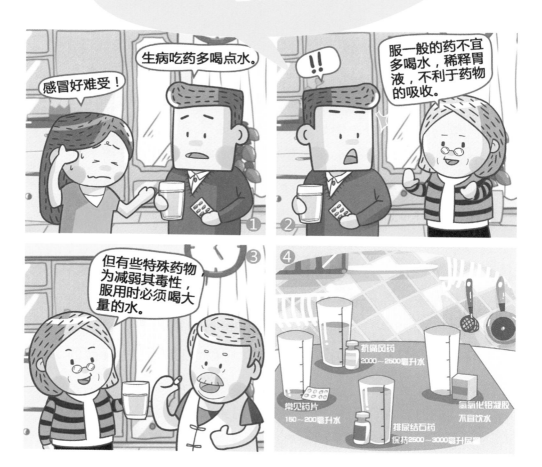

①
感冒好难受！
生病吃药多喝点水。

②
!!
服一般的药不宜多喝水，稀释胃液，不利于药物的吸收。

③
但有些特殊药物为减弱其毒性，服用时必须喝大量的水。

④
抗癫风药
2000～2500毫升水

常见药片
150～200毫升水

排尿结石药
保持2500～3000毫升尿量

氢氧化铝凝胶
不宜饮水

护胃黏膜药，在服用前后半小时内，不宜饮水，否则将影响药效；复方甘草合剂、止咳糖浆、川贝止咳露这些镇咳药，服药后也不宜立即饮水。

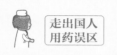

误区 **10** 靠药调经期，
身体危害大

　　一些女性朋友在月经到来前，习惯根据近期的工作、学业安排，服用药物调整经期。专家指出：长时间用药物来改变月经来潮时间，会对女性身体产生很大的危害。规律的女性月经周期是由内分泌系统精确调控而成的，因此，保持内分泌系统的正常状态极为重要。服用激素虽然可推迟月经来潮，但也可能打乱机体的内分泌规律，引起内分泌失调，特别是经常用药物来改变周期，会导致月经紊乱。此外，推迟而至的月经一般经量较多，持续时间稍长，也对身体不利。因此，如有特殊情况，需要用药物推迟月经来潮时，应在医院妇科医生指导下进行，切不可自己购药随意服用。

靠药调**经期，**

身体**危害大**

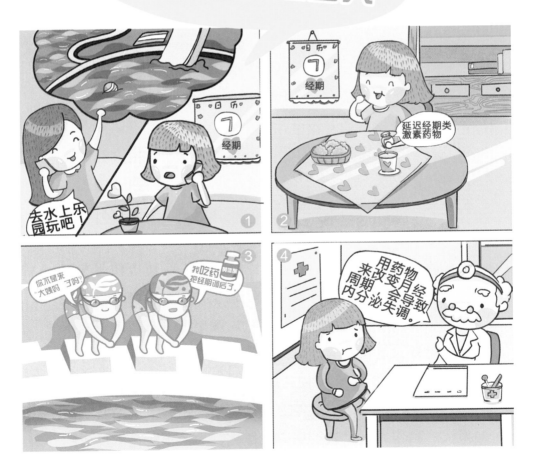

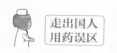
误区 **11** 青霉素注射需皮试，
迟发反应要当心

　　青霉素是一种高效、低毒、临床应用广泛的重要抗生素，也是世界上第一个应用于临床的抗感染类药物。青霉素类药物使用前需要做皮肤敏感试验（简称"皮试"），这是众所周知的常识。但是，在第一次注射后，隔多长时间需要再做皮试，很多居民不清楚。据《大河健康报》报道，一男孩因咽喉肿痛去医院治疗，医生发现其扁桃腺肿大，建议抗炎治疗，在青霉素皮试20分钟后，显示呈阴性，可以"放心"输液了。前四天，一切正常，病情也在逐渐好转中。但是，第五天输液时，刚输了10分钟，患者就出现头晕、畏寒、胸闷、气短等症状。医生第一时间考虑到青霉素过敏，赶紧令其吸氧，注射地塞米松、肾上腺素等抗休克及抗过敏药物，才使其症状减轻。

　　为此，专家指出：青霉素是一种常用的抗菌药物，其最大的副作用就是过敏反应致休克，为了预防过敏反应的

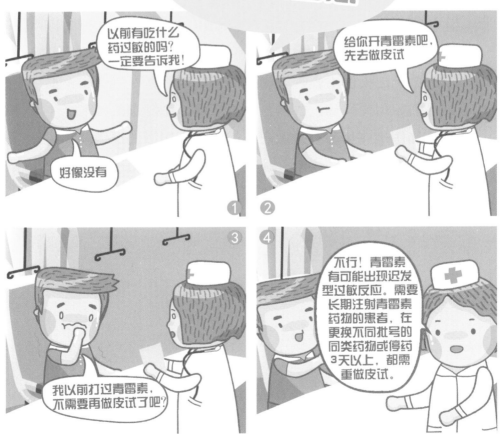

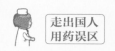
发生，使用前必须先做皮试，皮试结果呈阴性才可使用。且过敏反应发生时间因人而异，有的在应用青霉素时即刻就会出现过敏反应；有的甚至在持续用药的情况下，2～20天后才出现过敏反应，这种迟发型的过敏反应往往容易被忽视。所以提醒青霉素皮试阴性的患者，不管以前是否输注过青霉素，进行青霉素治疗时仍不能掉以轻心，切勿以为皮试阴性就万无一失，要对过敏反应具有充分的认识。

至于连续使用青霉素皮试的间隔时间，专家指出：根据《临床用药须知》要求，一般来说，注射青霉素前需主动告知医生有无药物过敏史，需要长期注射青霉素药物的患者，在更换不同批号的同类药物或停药3天以上，都需重新进行皮肤敏感试验。建议在每次注射青霉素类药物前都做一次皮试，以确保安全。

误区 **12** 青霉素类要记牢，口服皮试不可少

当我们在医院注射青霉素类药物时，往往需要做皮试。但是通过其他给药途径的青霉素类药物需要进行皮试吗？据《烟台晚报》报道，一患者牙痛，自行口服2粒阿莫西林胶囊，服药10分钟后突然出现全身发痒、心慌、呼吸困难等过敏症状，经过急救脱离危险，经询问才知道，原来该患者有青霉素过敏史，而阿莫西林是青霉素类抗菌药，因而产生上述过敏反应。

专家强调：根据《抗菌药物临床应用指导原则》规定，青霉素类药物无论是肌注、点滴还是口服，用药前必须先做青霉素皮肤敏感试验。过敏性休克一旦发生，应立即停药，患者马上平卧以利脑部血液供应，并注意保暖。居民个人一般不具备处理过敏性休克的能力，出现过敏反应时应尽早就医。医生应立即给患者注射肾上腺素，并给予吸氧，同时应用升压药、肾上腺皮质激素等抗休克治疗。

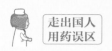

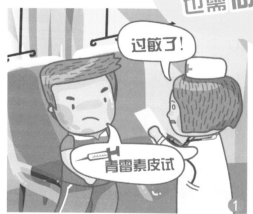

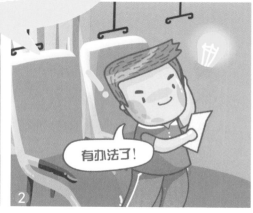

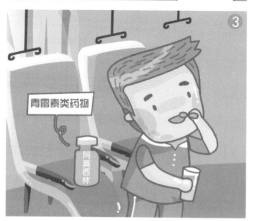

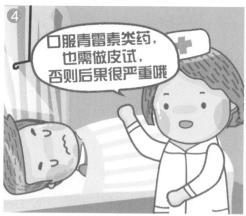

居民就诊时一定要主动告知医生是否有青霉素过敏史，若有青霉素过敏史或有青霉素皮肤敏感试验呈阳性者应禁用此类药物。专家建议，青霉素皮试为阳性的患者，可在医生指导下选用其他替代药物。

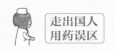

误区 13 服药姿势讲究大，
姿势不对疗效差

大部分患者服药时，比较注意药物剂量和服药次数，但很少有人知道服药姿势的不同也会影响药效的发挥。多数居民对于不同姿势引起的药效差别不甚了解。

专家指出：一般而言，对于大多数口服剂型药物，服用时最好采用直立或端坐姿势。这样的姿势服药，可使药物顺利通过食管进入胃肠道。卧病在床的患者，如果仰卧吞服片剂或胶囊，一则药物可能会贴附于食管壁，刺激食管黏膜，引起炎症和溃疡；二则药物可能延迟进入胃肠道，也将会影响疗效。因此，患者最好自己或在他人帮助下，采取坐位服药，并随后稍做轻微活动再卧床休息。

有些药物必须采取直立姿势服用。如治疗骨质疏松的双膦盐酸类（阿仑膦酸钠等），若此类药物贴附于食管壁，可引起食管炎症、糜烂、溃疡。因此，为将药物尽快送至胃部，必须以直立姿势服用，同时在服药之后仍须保持上

服药姿势讲究大，
姿势不对疗效差

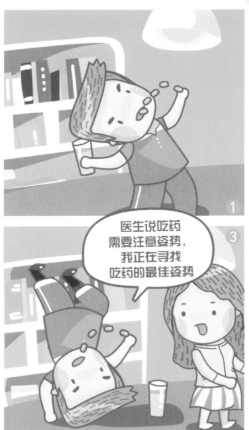

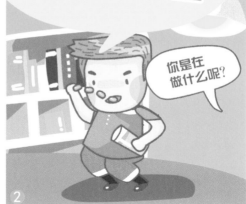

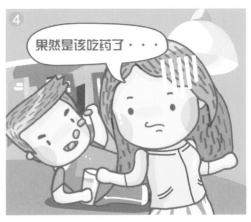

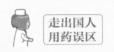

身直立半小时以上，同时饮水200毫升以上。

　　缓解心绞痛的硝酸甘油舌下含片，若患者站立含服，可能因直立性低血压的发生，致使头部一时供血不足而晕倒，因此最好采取半卧位含药，这种姿势可使回心血量减少，利于心绞痛较快缓解，又可避免引起低血压的风险。还有些药物，如哌唑嗪、特拉唑嗪等用于降低血压时，易发生直立性低血压，因此在首次给药或加大剂量时，应坐位服药后立即躺卧。服用起效快的安眠药（如咪达唑仑、唑吡坦等），应在临睡时坐位服药后躺卧，以免发生摔倒意外。

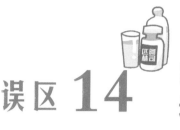

误区 **14** 阿司匹林双刃剑，
过量乱服有危害

　　有着100多年历史的阿司匹林除了作为解热镇痛抗炎药外，还可用于预防和治疗某些心脑血管疾病。近些年，网上流传阿司匹林还可预防癌症，以及用于心脏病急救的奇特功效，俨然成为一种"神奇万能药"。然而，许多居民却不了解过量服用阿司匹林也会造成严重的不良反应，危害自身健康。据中新网报道，一名七旬老翁梁某因患脑梗死，一直服用小剂量的阿司匹林以防脑卒中复发。有一天当老人自觉有些头晕，以为卒中要再次发作时，想到阿司匹林能减轻血管堵塞，误认为"吃得越多、血管越通畅"，于是在几分钟内连续服下上百片阿司匹林，险些丧命。

　　专家提示：虽说阿司匹林能有效地防治心脑血管疾病，但下列几类人不宜服用：罹患胃及十二指肠溃疡患者服用阿司匹林可导致出血或穿孔；部分哮喘患者在服用阿司匹林后可能出现荨麻疹、喉头水肿、哮喘大发作等过敏

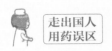
阿司匹林双刃剑，
过量乱服有危害

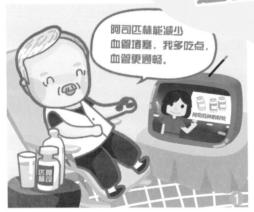

阿司匹林能减少血管堵塞，我多吃点，血管更通畅。

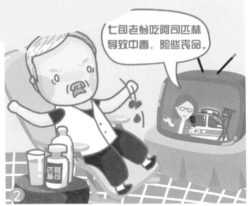

七旬老爹吃阿司匹林导致中毒，险些丧命。

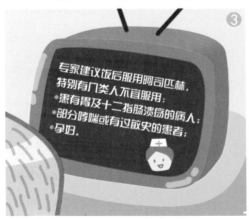

专家建议饭后服用阿司匹林，特别有几类人不宜服用：
*患有胃及十二指肠溃疡的病人；
*部分哮喘或有过敏史的患者；
*孕妇。

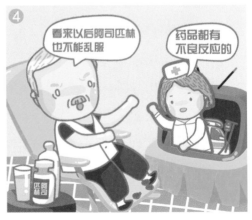

看来以后阿司匹林也不能乱服

药品都有不良反应的

反应；孕妇在怀孕3个月内服用，可引起胎儿异常，长期服用，可致分娩延期，并引起出血风险，因此在分娩前2～3周应禁用。阿司匹林有抑制血小板聚集的功效，但长期过量服用，也有可能损伤胃肠道黏膜，导致溃疡、出血或穿孔，严重者可导致酸碱平衡失调甚至危及生命。

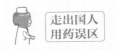

误区 15 光敏药物需警惕，晒太阳可能致病

　　夏天日照强烈，许多人在经过太阳暴晒后会引发过敏反应，引起这种过敏反应的原因很多，其中有很大一部分是由于服用药物所导致。《潇湘晨报》曾报道：一位70多岁老人在服用常见降脂药物阿托伐他汀后，就"见不得光"了，一晒太阳，全身凡是裸露在外的皮肤都布满了大大小小的红疹。后经询问医生确诊为药物光敏反应。

　　专家指出：有些药物服用后，在光照刺激下，可引起人体过敏，这类药物被称为光敏药物。药物致光敏反应的主要表现有：在光照皮肤处出现红疹、水肿，同时伴有瘙痒、灼痛或出现色素沉着，重者可有水疱，水疱破溃后还可形成溃疡或糜烂。

　　许多光敏药物都是常用药，比如喹诺酮类抗菌药，是光毒性发生率比较高的一类，代表药物有左氧氟沙星、环

光敏药物需警惕，晒太阳可能致病

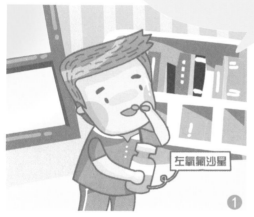

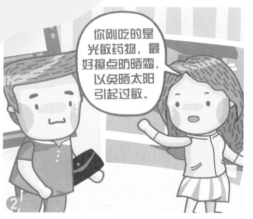

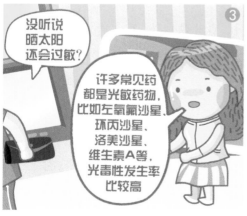

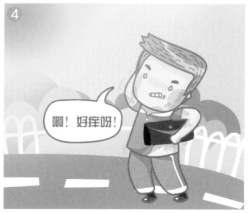

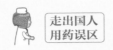
丙沙星、洛美沙星。四环素、氯霉素、维生素A等药物也
会引发光敏反应。此外，部分抗结核药、心血管类药（强
心药、抗心绞痛药、抗心律失常药、抗高血压药、抗高脂
血症药）、抗抑郁药、利尿降压药、消化系统药、磺脲类降
糖药以及含雌激素、孕激素的口服避孕药等也会引起光敏
反应。

　　专家同时提示：预防光敏反应首先要做到在使用光敏
药物期间及停药后至少5天内，不要晒太阳，避免接触阳光
或者紫外线。如在使用该类药物时需要外出，应注意皮肤
防护，涂擦防晒霜、撑打遮阳伞，一旦出现皮疹后应立即
停药，及时到皮肤科就诊。药物的光敏作用一年四季均可
发生，特别是在夏季进行野外作业、外出游玩时更应警惕
药物光毒性。建议有光敏反应史的患者应慎用光敏药物，
看病时应告诉医生，尽量不用该类药物。另外，在用药前
应仔细阅读药品说明书，查明是否为光敏药物及其相应的
不良反应。

误区 **16** 胰岛素使用有讲究，储存不当变无效

　　根据国际糖尿病联合会（International Diabetes Federation，IDF）最新发布的《糖尿病地图》评估显示，2013年全球约有3.82亿成年人患有糖尿病，有510万人因此而死亡，这意味着平均每6秒钟就有一人死于糖尿病。作为控制血糖最有效的药物之一——胰岛素已经在全世界范围内被广泛使用。但是对于胰岛素的使用和储存常识，多数居民存在较大误区。

　　专家指出：胰岛素治疗是控制高血糖的重要手段。1型糖尿病患者需依赖胰岛素维持生命，也必须使用胰岛素控制高血糖和减少糖尿病并发症的发生风险。2型糖尿病患者由于口服降糖药不足以控制血糖水平或存在口服药使用禁忌证时，则需要使用胰岛素控制高血糖，以消除糖尿病的高血糖症状和减少糖尿病并发症的发生风险。在某些时候，尤其是病程较长时，胰岛素治疗可能是最主要的，甚

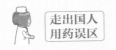

至是必需的血糖控制措施。

　　对于胰岛素的储存，很多糖尿病患者还存在误区。因为胰岛素是一种蛋白质，所以最适宜的储存温度是2~8℃。瓶装胰岛素被打开后（用注射器抽过）可在冰箱2~8℃保存1~3个月，注射前从冰箱中取出胰岛素后应在室温放置20分钟后再注射。胰岛素笔芯在未使用前，应储存在2~8℃环境中，一旦被安装于正在使用的胰岛素笔上就应在室温下存放，不能再次放入冰箱，且必须在1个月内用完。胰岛素很"怕热"，即使在冬天，胰岛素也不能直接暴露在阳光照射之下，以免失效。乘坐飞机时，胰岛素不能放在行李中托运，但可装在恒温保鲜盒中随身带上飞机。因为飞机行李舱的温度不可控，如温度过低，胰岛素可能会结冰而导致药效丧失。而对于已经冷冻结冰的胰岛素制剂，解冻后也不能再使用。

　　专家还特别提示，相当一部分糖尿病患者认为一旦开始注射胰岛素就会上瘾，产生终身依赖，想戒就难了，还会使生活方式受限，担心2型糖尿病会变成胰岛素依赖型糖尿病。有人甚至将胰岛素比作毒品，因此拒绝胰岛素治疗。这是对胰岛素认识的重要误区。胰岛素是人体自身分泌产生的一种激素，糖尿病就是因为胰岛素分泌减少，满

046

胰岛素使用有讲究，错放错用变无效

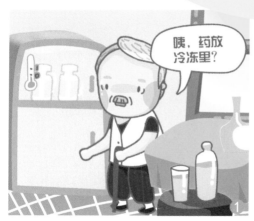

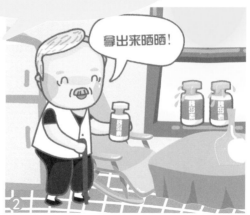

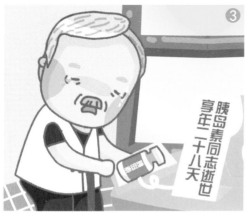

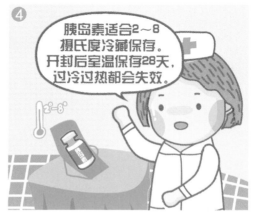

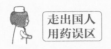
足不了机体的正常需要，因此补充胰岛素是最符合人体生理需求的治疗方法。注射胰岛素不会产生依赖性，也不会"上瘾"。糖尿病患者无论采用何种方式治疗，生活作息必须规律，只有这样，才能很好地控制糖尿病病情发展和提高生活质量。

误区 **17** 健胃消食药莫乱吃，相互作用伤身体

　　健胃消食片和大山楂丸是众所周知的健胃消食药，不少人喜欢在胃部不适的时候吃一些，由于它酸甜的口感，很多孩子也喜欢把它当作零食，吃起来毫无节制。

　　专家指出：山楂丸和健胃消食片都是常用来消化食积的良方，这类药物副作用较小，按时按量服用不会有什么危害。但如果没有分清消化不良的具体病因，就大量盲目地服用消食药，可能导致胃部烧心、反酸等症状。特别是消化不良的儿童如果服用太多，易生"内热"。而山楂又含较多单宁酸，与胃酸作用后易形成不溶于水的沉淀，引起胃结石。当山楂丸或健胃消食片与磺胺类药物合用时，可使尿液酸化，使磺胺乙酰溶解度降低，在肾小管中析出结晶，引起结晶尿、血尿，严重时可致肾功能衰竭。与阿司匹林、吲哚美辛等酸性药物合用，可增加这些药物在肾脏中的重吸收，带来肾脏毒性。

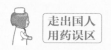

健胃消食药勿当零食，混合服药也伤身体

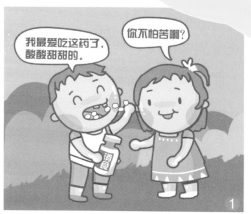

我最爱吃这药了，酸酸甜甜的。

你不怕苦啊？

1

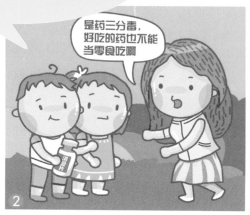

是药三分毒，好吃的药也不能当零食吃啊

2

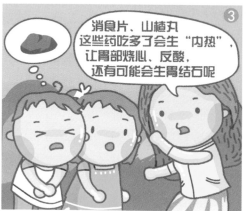

3

消食片、山楂丸这些药吃多了会生"内热"，让胃部烧心、反酸，还有可能会生胃结石呢

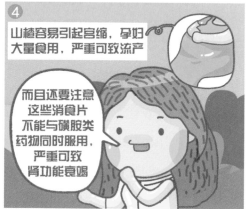

4

山楂容易引起宫缩，孕妇大量食用，严重可致流产

而且还要注意这些消食片不能与磺胺类药物同时服用，严重可致肾功能衰竭

　　专家还强调：现代医学证实，山楂对妇女子宫有收缩作用，如果孕妇大量食用含山楂成分的健胃消食药物，可刺激子宫收缩，甚至导致流产。因此对于健胃消食药物，孕妇应谨慎服用。

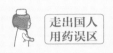
误区 18 药物骤停危害大，服药疗程遵医嘱

多数居民认为当病情得到控制，症状得到缓解时就可以停止服药。专家特别指出：很多公众都知道药物长期服用会增加不良反应的发生率，因此一些患者在病症缓解后就骤然停止服药。但某些药物在长期服用时骤然停药，可能引起原有疾病的复发或"反跳"，甚至发生意外，严重者可致死亡。正在服用的药物是否能直接停服，应遵从医嘱，在医生或药师的指导下减量或停服，避免直接骤然停药，以免产生严重后果。

比如降压药，如果当血压降至正常后突然停药，血压可在短时间内大幅度上升，甚至超过治疗前的水平，出现头晕、头痛、视物模糊等高血压危象症状。再如降糖药，如果突然中断用药，可使病人的血糖骤升，甚至出现酮症酸中毒昏迷。另外，糖皮质激素类药物如泼尼松、地塞米松等，长期服用突然停药或者减量过快时，可使病情出现

药物骤停**危害大**，
服药疗程**遵医嘱**

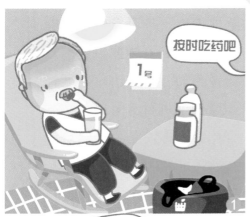

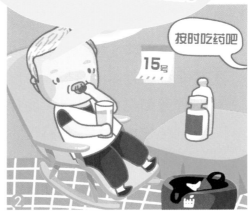

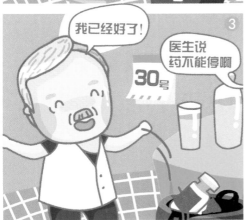

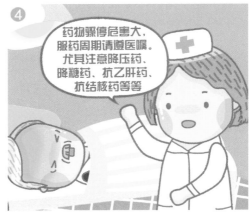

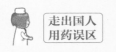
"反跳"现象，如若并发感染、创伤、出血等应激状况，将诱发肾上腺危象，甚至发生意外导致死亡。

专家还强调：慢性乙肝患者在服用核苷类药物（如拉米夫定、阿德福韦酯、恩替卡韦、替比夫定等）抗乙肝病毒治疗时，要遵守长期服用的原则。在服药过程中如果突然停药，可能发生肝脏疾病的急性加重，甚至发生肝功能衰竭。因此，服用此类药物的患者，一定不能擅自停药，要定期进行医学监护，无论是选择药物、更改治疗方案还是停药都应在专科医生的指导和监护下进行。另外，结核病的治疗也需要较长时程的联合化疗，即使是目前公认的短程化疗也需要6个月的疗程，中途不得随意停药。这类药物应该遵循"联合、规律、全程、适量"的用药原则，以提高治疗效果，减少耐药性的产生，从而降低复发。不规范的抗结核治疗可致耐药结核或全身播散型结核，给治疗带来困难。长期服用精神类药物和镇静催眠药物也不能擅自骤然停用，应在医生的指导下逐渐减量、停药或更改治疗方案。

误区 **19** 正确分辨避孕药，明确种类更有效

据新华网报道，2009年联合国经济和社会理事会统计，全球约有1亿妇女使用口服避孕药。专家指出，受制于传统观念影响，很多人往往对避孕药的相关知识羞于主动了解，盲目的长期、大量服用，导致药效降低，甚至出现严重的不良后果。

避孕药可分为长效、短效、紧急三种，长效避孕药每次服用可避孕1个月左右，不需每日服药。但这类药物激素含量大，副反应较多，且在体内会产生一定的蓄积作用，建议停药6个月后再考虑怀孕。

紧急避孕药是一种补救性质的避孕药物，仅适用于女性进行了无防护性生活或其他避孕方式失败（如避孕套意外破裂）等情况下别无他法时使用，可在事后72小时内服用以避免意外怀孕，但使用越晚效果越差。目前市售大部分紧急避孕药的主要成分为大量孕激素，使用一次所摄入

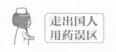
的激素量，与连续8天常规短效口服避孕药中的含量相当，大剂量激素容易造成女性内分泌紊乱、月经周期改变，长期服用对身体伤害很大。而且药物紧急避孕只能对本次无保护性生活发挥作用，不是应用后72小时内都有效。如果在服药期间又有性生活，必须采取避孕措施，否则仍有妊娠的可能。

短效口服避孕药是通过模拟体内的激素变化，抑制排卵而达到避孕的效果。从月经来潮当天算起的第5天开始服药，每天晚上服1片，连续服22天，可避孕1个月。人们对于短效避孕药需要连续服药的担忧主要集中在对生育功能影响和药物蓄积两方面。目前，短效口服避孕药中的雌、孕激素含量很低，人体很快就能代谢掉。此外，短效口服避孕药经过长期研究发现，没有致畸的相关报道，且代谢迅速，一般停药后次月就可以怀孕，至今没有发现影响子代生长与发育的证据。

当然，也不是所有女性都可以使用短效避孕药，乳腺癌、宫颈癌、血栓性疾病、高血压、心脏病、糖尿病、肝脏肿瘤、肝炎等患者禁用。如果随着服药产生的身体不适持续存在，应当尽早就医，更换药物或者采用其他避孕方式。此外，长期服用避孕药应该适当补充叶酸、维生素C及

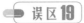
正确分辨避孕药，
服错种类会无效

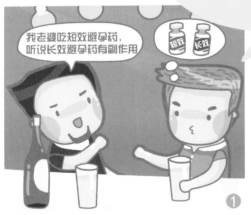

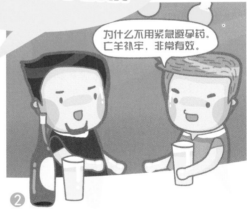

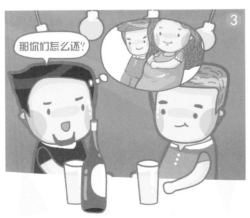

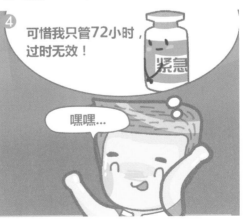

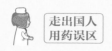
B族维生素。

药学专家提醒：服用短效避孕药必须养成准确、按时、按量服用的良好习惯，不可随意改变或延长服药时间。不要漏服、迟服，发现漏服应于次日补服，否则易造成不规则出血或避孕失败。服用避孕药期间应当每年进行体检，在体检过程中向医师说明正在服用避孕药。此外，口服避孕药不能针对性传播疾病进行保护，这种情况下安全套则是更为适宜的避孕方式。

误区 20 中药煎煮学问多，煎煮不当出差错

一些老年人或慢性病患者，平时习惯通过服用中药治疗疾病。如今，很多医院都可以为病人代煎中药，然而有不少患者，特别是老年人还是喜欢自己煎煮中药。由于家里没有煎煮中药的器具，很多居民会选择使用不锈钢等金属器具煎煮中药；还有不少居民从医院或药店买来中药饮片后，在煎煮之前嫌其"脏"，为了除去上面的污垢、尘土等，反复用水淘洗；多数居民认为中药煎煮时间越长、煎煮越浓，有效成分就越多。

专家指出：首先，煎药器具的选用以砂锅为好；此外，也可选用搪瓷锅、不锈钢锅或玻璃器皿，但是不能使用铁锅、黄铜锅、铝锅，因金属元素容易与中药里的成分发生化学反应，使疗效降低，甚至产生毒副作用。其次，煎药的加水量以第一次煎煮时水超过药材表面3~5厘米，第二次煎煮时超过药材表面3厘米为准。对于煎药的温度，

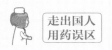

中药煎煮学问多，煎煮不当出差错

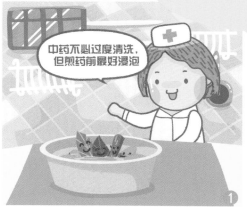
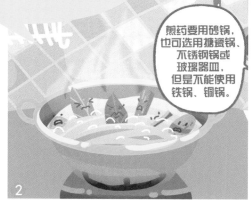
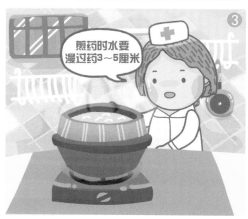
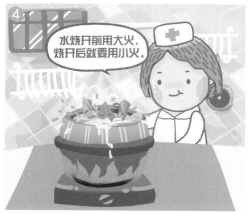

一般是在未沸腾前用强火（武火），至煮沸后再改用弱火（文火），保持在微沸状态，这样有利于有效成分的煎出。同时，煎煮时间主要根据药物种类和疾病性质而定，一般汤剂煎煮两次能够煎出所含成分的80%左右，所以煎药的次数以两次或三次为宜。一般中药第一煎以沸腾开始计算需要20～30分钟，第二煎需30～40分钟。

一般药物可同时入煎，但部分药物因其性质、性能及临床用途不同，所需煎煮时间不同。有的还需作特殊处理，甚至同一种药物因煎煮时间不同，其性能与临床应用也会发生变化。

先煎：入汤剂时，有效成分不易煎出的药物应先煎一定时间后，再纳入其余药物同煎。

后下：含挥发性有效成分、久煎易挥发失效的药物，或有效成分不耐煎煮、久煎易破坏的药物，入汤剂时，宜后下微煎。

不必入煎：如大黄、番泻叶等泻下通便药物。

包煎：有些中药带毛可能对咽喉产生刺激性；有些细小、质轻的中药（如蒲黄等）易漂浮水面不便煎煮；或者有些含淀粉、黏液质较多的中药（如车前子等）若直接入水煎煮，则易糊锅。上述中药入汤剂时均应用纱布包裹入煎煮。

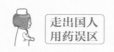
另煎：部分贵重药材与他药同用时，入汤剂时宜另煎取汁，再与其他煎液兑服，以免煎出的有效成分被其他药物的药渣吸附，造成贵重药材的浪费。

烊化：胶类药材（如阿胶等）与他药同煎时，容易粘锅、熬焦，或粘附于其他药渣上，既造成浪费、又影响其他药材有效成分的溶出，因此应单独烊化（将胶类药物放入水中或已煎好的药液中加热熔化）后兑服。

冲服：入水即化的药（如芒硝等）、液体类药（如蜂蜜、饴糖等）及羚羊角、沉香等加水磨取的药汁，不宜入煎，应直接用开水或药汁冲服。

同时，专家强调拿到药材后不必过度清洗，但在煎药前要加以浸泡，加冷水漫过药材表面，一般浸泡30分钟左右即可，但也要根据药材自身质地的轻重和季节、温度的差异分别对待。花、草、叶可浸泡20分钟；根茎、种子、果实及矿石、甲壳类药材宜浸泡30～60分钟。总之以药材浸透为好。

误区 21 女性经期要当心，几种药物要远离

　　适龄女性每个月都会有那么几天不方便，这时大家通常会注意调整饮食和作息，但是对用药安全往往有所忽略。很多女性朋友不了解在经期不能使用哪些药物。据媒体报道，一名女士在经期不慎手臂挫伤，自行涂用红花油数天后，伤痛缓解但月经量却比以往明显增多，经期也延长了。医生诊断月经过多引起了缺铁性贫血，与她经期使用红花油有关。

　　专家指出，女性在月经期间用药时，一定要考虑月经时期特殊的生理特点，要注意有些药物是不能应用或慎用的。某些抗凝血药，如阿司匹林、华法林、肝素等，可引起月经过多甚至大出血；活血化瘀类中药，可扩张血管，加速血液流动，会造成月经量过多；泻下药，如硫酸镁、硫酸钠（芒硝），泻下作用剧烈，可引起反射性盆腔充血，使月经量增多；性激素类药，如雄激素能导致月经减少或

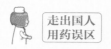

女性经期要当心，几种药物要远离

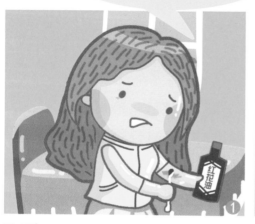

红花油引起出血量大

补铁剂冲剂

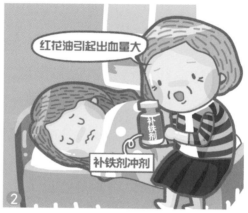

在经期不要吃活血化瘀类中药、抗凝血药、泻下药，都会引起大出血的。

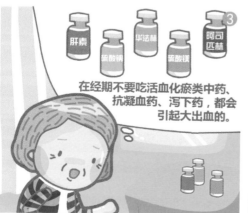

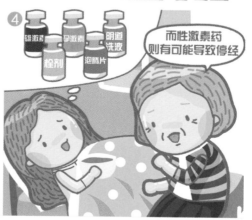

而性激素药则有可能导致停经

停经，孕激素可导致阴道不规则出血；直接用于阴道的局部用药，如治疗阴道炎的洗液、栓剂、泡腾片剂，应暂停应用，因在月经期间子宫黏膜充血、宫颈口松弛、阴道积血，非常适宜细菌繁殖，此时阴道局部用药，会导致细菌逆行侵犯子宫腔及子宫内膜。

专家提示，月经期是女性的特殊时期，女性在这一时期机体免疫力下降，身体极易受到各种因素的影响，尤其在服药方面，更应谨慎，以免对身体带来更大的危害。但经期用药也不能一概而论，全部停止。必要时还需咨询医生及药师，做到权衡利弊，科学度过特殊生理期。

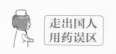

误区 22 激素类外用药，
乱用乱涂延病情

　　一般来说，患者在内服激素类药物时会比较警惕，但对于外用激素类药膏所导致的伤害，却鲜有关注。据《北京青年报》报道，某患者长了皮癣，自行购买复方醋酸地塞米松乳膏（皮炎平）涂抹多次，但病情反复，皮癣范围逐渐扩大。后经皮肤科医生诊断为股癣，属于真菌感染，使用激素类外用药膏反而促进了真菌的生长、繁殖，延误病情。

　　专家指出，使用激素类外用药时要考虑以下几个问题：一要严格掌握适应证和禁忌证，若其他药物无效或效果不佳，可考虑应用激素类外用药进行治疗，如脂溢性皮炎、遗传性过敏性皮炎等。但对于病程较长、皮损严重或病灶已出现细菌感染者则最好不用或少用，如脓疱疮、毛囊炎、疖痈等。此外，真菌性感染、病毒性感染以及全身性细菌感染者，应在医生指导下谨慎使用激素类外用药。二

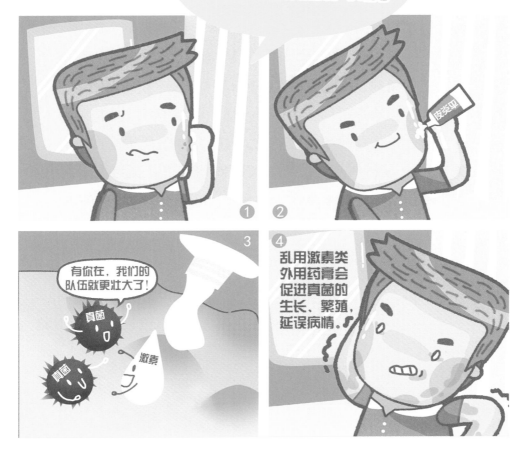

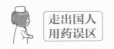
要选择合适的药物和剂型，一般可先选用作用强的药物，如地塞米松、倍他米松和肤轻松等，待病情控制后即改用作用较弱的药物，如氢化可的松等。这样不仅可以有效控制病情，而且还会减少药物副作用。三要正确使用激素类外用药，腹股沟、腋窝、耳朵、眼睑以及头面部的皮肤较为敏感，选用的激素浓度应降低；有毛发的部位，特别是头部，应避免使用糊剂，否则不易清除。含有激素的外用药，包括糊剂、乳剂、油剂和软膏剂等，一般每天用1~2次即可达到治疗目的。涂药时，搽一薄层即可。皮损范围越大，选用药物的浓度应越低，较大范围的严重皮损应避免使用激素制剂。另外，需长时间使用者，最好隔日用药，不仅能够降低不良反应的发生，还可延缓对于药物的耐受性。

误区 **23** 膏药贴敷需对症，错用误用伤身体

在中国，利用膏药治疗疾病已有上千年的历史，后来又发展出了"贴膏剂"这样一个现代剂型。绝大多数人认为贴敷只是小事一桩，殊不知其中的学问可不少。由于贴剂的种类繁多，功效各不相同，所以必须根据自己的具体情况进行选择。据报道，一患者因手腕酸痛，自行贴敷伤湿止痛膏两三小时之后患处发痒，但未作处理。一两天后，患处红肿且有不少水疱，疼痛难忍，活动受限。就诊时医生表示，这是伤湿止痛膏过敏了。

专家指出，每种贴剂都有其独特的药理作用，不能通用。如因遭受风寒引起的慢性腰痛和跌打损伤等，可用狗皮膏药或追风膏，以期散寒祛风、舒筋活血。因热毒郁结引起的痈疽初起所致硬结不消、红肿疼痛、脓成不溃者，可用拔毒膏拔毒消肿、祛腐生肌。橡皮膏类贴剂具有消炎止痛的作用，对于风湿痛、腰痛、肌肉痛、扭伤、挫伤等

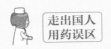

膏药贴敷需对症，错用误用伤身体

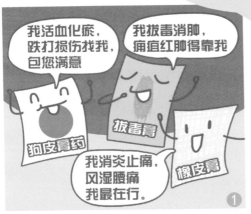

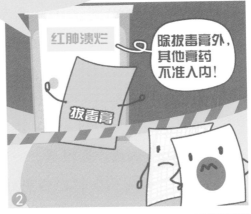

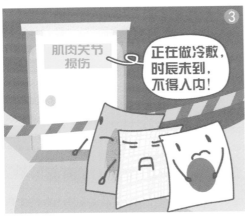

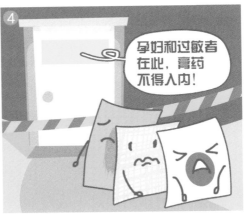

具有一定的疗效。

另外，下列三种情形应谨慎使用膏药贴敷：一是患处有红肿及溃烂时不宜贴（除拔毒膏外），以免发生化脓性感染。二是平时运动或劳动时不慎造成肌肉挫伤或关节、韧带拉伤，不要立即使用伤湿止痛膏、麝香追风膏贴于受伤部位，因这类膏药具有活血化瘀的作用，伤后即贴不能达到消肿、止痛的目的，建议先冷敷伤处，再行贴敷。三是孕妇应禁用含有麝香、乳香、红花、没药、桃仁等活血化瘀成分的膏药。特别是孕妇的脐部、腹部、腰骶部都不宜贴敷膏药，以免局部刺激引起流产。

冬季是风湿病的高发季节，因贴敷膏药过敏的患者非常多见，患者发现症状应及时到医院就诊，特别是过敏体质人群，更应多加注意。

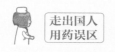
误区 24 注射、口服要分清，随意乱用反伤身

　　有些人认为，注射药物比口服药物纯粹，都是精华，肌肉和血管里都能打进去，吃下去肯定没有问题，于是，便把针瓶敲开当"补药"吃。还有的孩子打针怕疼，家长就把针剂药物让孩子口服。这种服药方式，非但不能起到治疗效果，反而有可能对身体造成伤害。据媒体报道，一位患有慢性胆囊炎、胆石症的病人，曾经静脉滴注抗生素和硫酸镁消炎并缓解疼痛症状。当该名患者胆囊炎再次发作时，将未用完的两支硫酸镁敲开喝下，虽然疼痛减轻，但半天内却腹泻了十多次。医生诊断她的腹泻是由于口服了硫酸镁注射液所引起。

　　专家指出，注射剂可以不经过胃肠道吸收过程直接进入血液循环，迅速发挥治疗作用，特别是对于急、重症病人的抢救作用较快。药物是否制成注射剂型，是药物本身性状决定的，注射液绝大多数不能口服，一是有些药物成

注射、口服要分清，
随意乱用反伤身

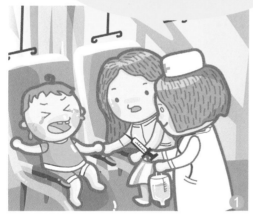

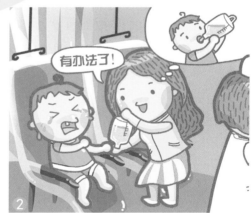

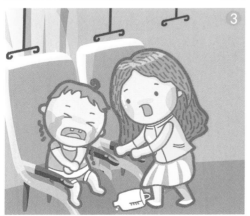

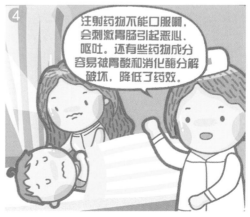

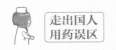

分容易被胃酸和消化酶分解破坏，若口服则会降低药效，
影响治疗。二是有些药物成分对胃肠道有刺激性，口服会
引起恶心、呕吐，甚至腹痛、腹泻等严重的胃肠道不良反
应或过敏反应，如制成注射剂型就可避免产生这些弊端。
另外，还有的药物由于给药途径不同，治疗的病症不同，
如硫酸镁注射液用于抗惊厥、镇静，口服硫酸镁则用于泻
下。随意改变药物的使用方式，就会对身体造成损害。

误区 25 滴鼻剂使用有方法，长期应用危害大

　　春秋季节更替，是过敏性鼻炎患者最痛苦的时节，鼻塞、头晕、头痛等症状直接影响患者的工作与生活。尤其是慢性鼻炎有长期鼻塞症状，反复不愈，有些患者就会经常使用滴鼻剂或喷雾剂以缓解鼻炎症状，但长期使用此类药物反而会引发药物性鼻炎，影响健康。据媒体报道，某年轻男士有鼻塞症状，每晚睡前都要滴几滴"滴鼻净"，上述状况持续了半年。近日他发现"滴鼻净"不管用了，就诊时，医生告诉他因乱用滴鼻剂，已使慢性鼻炎转变为药物性鼻炎。

　　专家指出，常用的滴鼻剂从功用上来说主要有三种：一是血管收缩类滴鼻剂，最常用的是麻黄素类滴鼻剂，这类药物主要起到收缩黏膜血管的作用，能在短期内消除鼻黏膜充血肿胀、解除鼻塞。二是激素类滴鼻剂，常用的如内舒拿喷雾剂，该类药物有明显的抗炎、抗过敏和抗水肿

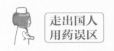
作用，可促使病变的鼻黏膜恢复正常。三是鼻黏膜润滑剂，常用的有复方薄荷油、石蜡油等，能促进黏膜润滑，保持鼻腔的湿润，对于干燥性鼻炎有一定的治疗作用。

血管收缩类滴鼻剂不宜长期使用，长期使用滴鼻净（萘甲唑啉）可致鼻腔黏膜血管一直处于收缩状态，使其收缩舒张功能失调，局部黏膜组织增生，引起药物性鼻炎，时间长了还会产生依赖性。如果多次使用滴鼻液不再起作用，应及时找医生检查治疗，以免延误病情。激素类滴鼻剂在医生的指导下可以长期使用，激素类滴鼻剂有明显的抗炎、抗过敏和抗水肿作用，可促使病变的鼻黏膜恢复正常，以达到治疗目的。

专家特别强调，滴鼻剂的使用也是有讲究的。用药前应把鼻腔内的鼻涕或脏物洗净。滴鼻时可采取仰头位或侧头位两种姿势，仰头位是指患者仰卧，肩下垫枕、头垂直后仰或将头垂直后仰悬于床缘，鼻孔向上，将药液向鼻孔内滴入，一次2～3滴；侧头位是指患者头部偏向一侧，肩下垫枕，将药液滴入下方鼻孔，一次2～3滴。按照规定剂量以上述姿势将药液缓慢滴入鼻孔后，头应保持后倾姿势10～15秒，同时轻轻用鼻吸气2～3次，使药液均匀散布于鼻腔。滴鼻剂如为混悬液，用前应摇匀后再滴用。滴鼻

滴鼻剂使用有方法，长期应用危害大

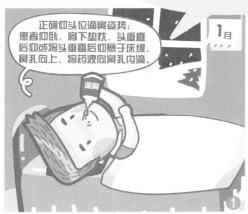

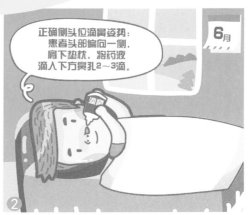

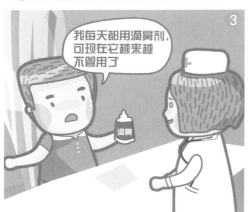

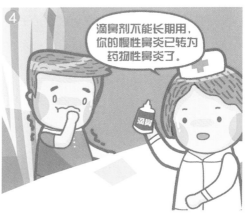

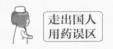
后，如药液流入口腔内，可将其吐出。滴鼻时滴管头应悬空，不能触及鼻部，以免污染药液。使用滴鼻剂效果变差时，应及时寻找原因或请专科医生诊治，不可长期擅自使用。

误区 **26**　消化不良分类型，胃部不适慎用药

　　促胃动力药多潘立酮（如吗丁啉、益动等）是很多居民的家庭药箱常备非处方药，常常用来缓解胃部不适、消化不良、恶心、呕吐等症状。许多人感觉胃部稍有不适就立刻服用此类药物来治疗，其实这样往往会掩盖某些病症，长期服用也会损害健康。

　　专家强调：消化不良的原因可以分为器质性疾病所引起和功能性改变所引起。消化性溃疡、胃癌、肝胆胰腺疾病所导致的消化不良，称为器质性消化不良；由胃动力障碍引起食物排空受阻导致的消化不良，称为功能性消化不良。增加胃肠蠕动的药物对于功能性消化不良疗效较好，而对于器质性疾病引起的消化不良还需要明确诊断，配合其他治疗方法。故胃部不适就吃促胃动力药，可能会掩盖器质性病变，延误治疗。

　　专家特别指出，心律失常患者以及正在接受化疗的肿

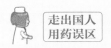
消化不良分类型，
胃部不适慎用药

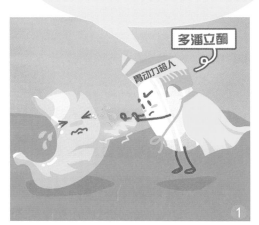

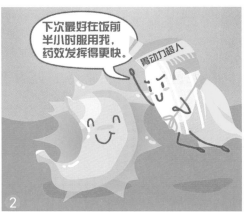

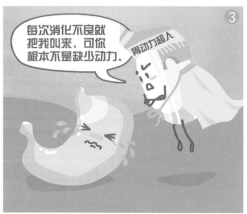

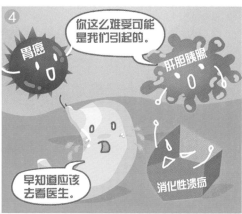

瘤患者应用此类药物时需慎重，其有可能加重心律紊乱。大家在药店自行购买非处方药服用前，一定要认真阅读说明书，弄清楚有哪些适应证、禁忌证，结合自身具体情况判断是否适宜。多潘立酮也不宜久服，长期服用可致耐药或出现震颤、催乳素水平升高及女性月经不调等副作用。此外，多潘立酮应与抗酸剂、抑制胃酸分泌剂及胃黏膜保护剂等药物分开服用，避免与抗胆碱药合用。有胃肠痉挛的病人也应禁用。

专家提醒，促胃动力药最好在饭前半小时左右服用。因为服用后半小时血液中的药物浓度较高，这时刚好处于进食阶段，药物能够更好地发挥功效，从而有效地促进胃肠蠕动。

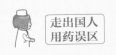
误区 **27** 哮喘吸入剂，使用有讲究

据2012年4月16日的第十四届全球哮喘病大会公布的《全球哮喘病负担报告》显示，目前哮喘已成为世界最常见的慢性疾病之一，全球范围内约有3亿人患有哮喘。哮喘发作一般较急，若不及时用药干预，往往会对健康造成很大伤害，甚至死亡。我们熟悉的明星邓丽君、柯受良都是因为哮喘急性发作去世的。因此，专家建议每位哮喘患者都应随身携带哮喘吸入剂作为急救药。同时对于吸入剂的用法，也有很多讲究。

专家提示，按照吸入装置归类哮喘吸入剂可分为两类：定量气雾吸入剂和干粉吸入剂。其中丙酸氟替卡松气雾剂和沙丁胺醇气雾剂都属于定量气雾剂。定量气雾剂是哮喘吸入治疗最常使用的剂型，只需用手揿一下即可以喷出固定剂量的药液，具体操作步骤为：首先用药前应注意剂量，明确一次给药应揿压几下；打开吸嘴盖，并充分摇动吸入器；初次使用及超过7天未使用者，使用时需要预按至气雾喷出再用。用药时要先缓慢呼气，仰头把吸嘴放入口中，双唇紧包住吸嘴，注意舌及牙齿不要阻塞吸嘴；用口缓慢深吸气，吸气的同时，按下药罐将药物释放；吸药过程完成后撤出气雾剂喷口，尽量屏气约10秒钟，然后缓慢用鼻呼气。如需第二吸，最好间隔1～3分钟再进行，避免连续吸入造成呼吸肌疲劳和增加药物微粒在周围气道的沉积。最后要盖好装置，激素类药物用药后应漱口。另外，气雾剂受热或见光易变质，应放在避光、阴凉处保存。

专家特别提醒，哮喘的发作（或加重）是阶段性的，但气道的炎症却是长期存在的。沙丁胺醇主要作用是缓解哮喘急性加重，为按需使用的药物，可快速缓解临床症状。长期用药亦可形成耐受性，因此应以所需最小剂量、最少次数按需使用，症状缓解后即可停药，不应长期使用。

而哮喘控制药物主要是通过抗炎作用达到哮喘控制目的，一般用于哮喘长期治疗，如丙酸氟替卡松。吸入激素的用药剂量比口服剂量小很多，很少出现明显的全身不良反应。吸入性糖皮质激素引起的主要是局部不良反应，主要有声音嘶哑或发音困难、口咽真菌感染、反射性咳嗽、口周皮炎、口干和舌体肥厚等。某些局部不良反应呈剂量

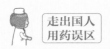
哮喘吸入剂,
使用有讲究

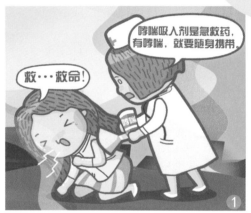

救···救命!

哮喘吸入剂是急救药,
有哮喘,就要随身携带。

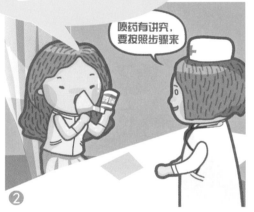

喷药有讲究,
要按照步骤来

①

②

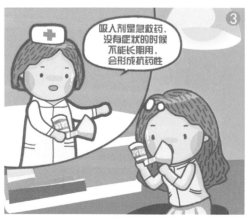

③

吸入剂是急救药,
没有症状的时候
不能长期用,
会形成抗药性

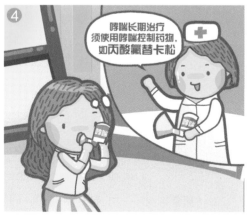

④

哮喘长期治疗
须使用哮喘控制药物,
如丙酸氟替卡松

依赖性，因此最好使用吸入性糖皮质激素的最低有效剂量；还有些局部不良反应如口周皮炎与装置有关，应考虑更换吸入装置类型。吸入用药后立即用清水漱口不但可减轻或避免局部不良反应，而且还可减少药物从口咽部吸收所引起的全身不良反应，所以常规建议吸药后清洗口腔、漱口和洗脸。

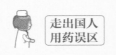

误区 **28** 氨基酸不补脑，摄入过多更不好

长期以来，氨基酸作为改善手术后病人营养状况和治疗蛋白质吸收障碍的处方药物，在临床被广泛使用。近些年，它又被某些商家冠以"补脑保健"的功效，曾有媒体报道某高中高三学生集体注射氨基酸"补脑"的事件，引起了社会公众的广泛关注。

专家特别强调，氨基酸是一种蛋白质水解物，临床上主要是针对营养严重不良的患者和无法通过进食或口服补充蛋白质的病人，后者在进行静脉注射时，还必须将氨基酸同糖类、脂肪等物质搭配输入，患者是否需要补充氨基酸应由专科医师评估并科学合理地选择药物。

氨基酸是蛋白质的基本组成单位，虽然它可以参与人体的新陈代谢并提供能量，但并不是机体优先选择的供能物质。当人体能量不足时，供能物质的消耗顺序是糖类、脂肪，之后才开始分解蛋白质产生能量。只要不是营养不

氨基酸不补脑，摄入过多更不好

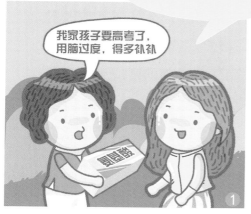

我家孩子要高考了，用脑过度，得多补补

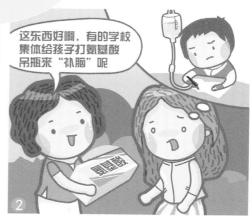

这东西好啊，有的学校集体给孩子打氨基酸吊瓶来"补脑"呢

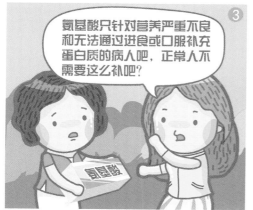

氨基酸只针对营养严重不良和无法通过进食或口服补充蛋白质的病人吧，正常人不需要这么补吧？

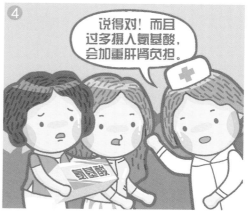

说得对！而且过多摄入氨基酸，会加重肝肾负担。

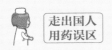

良或者糖类摄入过少，就无需动用氨基酸来提供能量。

专家提醒，如果正常饮食能够摄取足够的蛋白质，就没有必要通过输液来获得氨基酸。相反，如果氨基酸或蛋白质摄入过多，机体无法利用，多余的氨基酸还需要分解代谢并排出体外，这会加重肝肾负担，肝肾功能不好的人有可能导致高氨血症和血尿素氮的升高。此外氨基酸注射液是高渗溶液，输液时对血管有较强的刺激性。专家特别指出，氨基酸注射液属于处方药，有明确的适应证，输注需要谨遵医嘱进行。

误区 29 复方甘草片易成瘾，长期服用需小心

　　复方甘草片因其价格低廉，止咳效果明显，为很多呼吸科病人所选用，特别是有些慢性支气管炎患者会把它作为常备药物。但是，很多人并不知道这类药物具有成瘾性，长期服用会损害健康。据报道，一位病患因慢性支气管炎反复咳嗽，自行连续服用半个月复方甘草片，后来若不及时服药就会出现全身乏力、烦躁焦虑、流泪流涎、剧烈咳嗽等症状，而服药后，上述症状就会很快消失。这就是一种药物成瘾现象。

　　专家指出，复方甘草片虽然作为镇咳的经典药被广泛使用，但2005年起已经将其列为处方药，使用过程中需要注意。复方甘草片成分为甘草浸膏粉、阿片粉、樟脑、八角茴香油、苯甲酸钠。其中的阿片成分可通过抑制延髓咳嗽中枢起到止咳效果，但它也是一种易使人体产生依赖性（成瘾）的药物，它能快速进入人体大脑中枢神经系统，刺

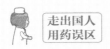
复方甘草片易成瘾，长期服用需小心

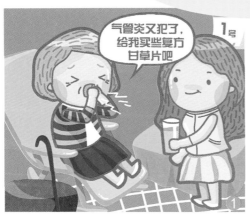

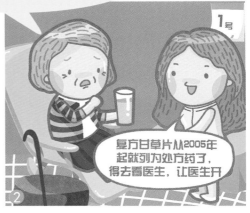

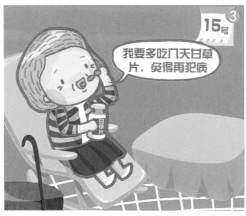

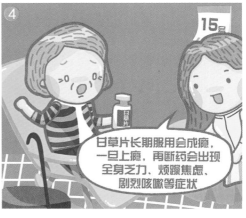

激多巴胺（能使大脑兴奋的物质）快速增加、释放，让人产生欣快感。但长期反复使用含有致瘾成分的药物后，人体会逐步适应具有一定药物浓度的环境，并产生耐受，需要逐渐加大剂量才能再次感受到药物"有效"，表现出一种强迫需要连续或定时用药的行为，使用时间越长，依赖性便越大。生活中有很多人不按照医嘱服药，自己给自己治病，尤其是随意加大剂量和延长药物的服用时间，甚至长期服用，即会逐渐对这类药物产生生理和心理的依赖。

专家特别提醒，长期服用复方甘草片不仅可能导致对该药物的依赖性，过量服用还会产生对中枢神经系统的抑制作用，尤其对呼吸中枢作用最显著，严重时可导致呼吸抑制，抢救不及时会造成生命危险。因此，在使用复方甘草片治疗咳嗽时，还需向医生询问清楚，按医嘱服药。

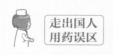
误区 30 服药期间要忌口，
混搭同服降药效

　　服中药期间要忌口这是大家熟悉的，若在服药期间，食用了忌口的食物，有的可降低药物疗效，有的可加重病情。其实不少西药也是如此。

　　专家指出，不管服用任何药物期间，都要忌吸烟。因为烟中含有的尼古丁（烟碱）会加快肝脏降解药物的速度，服药时吸烟会导致血液中的药物浓度下降，使药物功效难以充分发挥，所以在服用任何药物后的30分钟内都不要吸烟。

　　除此之外，专家还提醒，有些特殊药品服用时需要忌口，如服用阿司匹林时忌饮酒和果汁，饮酒可引起肝脏受损，使患者病情加重；果汁会加剧阿司匹林对于胃黏膜的刺激，引发胃出血。

　　服用黄连素时忌饮茶水，因为茶水中的鞣质进入体内后会分解成为鞣酸，使生物碱沉淀，降低药效。

服药期间要忌口，混搭同服降药效

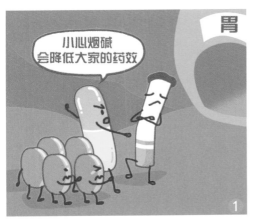

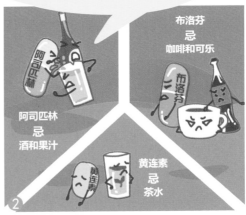

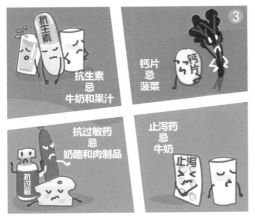

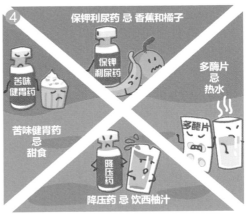

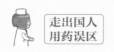

走出国人用药误区

服用布洛芬时忌饮咖啡和可乐，咖啡和可乐会加剧布洛芬对于胃黏膜的刺激，易使患者发生胃出血或胃穿孔。

服用抗生素时忌饮牛奶和果汁，牛奶可降低抗生素的活性，果汁可加速抗生素的分解。

服用钙片时忌食菠菜，菠菜中含有草酸钾，使钙离子沉淀，不仅妨碍人体对钙的吸收，还容易生成草酸钙结石。

服用抗过敏药时忌食奶酪和肉制品，因为奶酪和肉制品会造成组织胺在人体内的蓄积，使患者出现头晕、头痛、心慌等不适症状。

服用止泻药时忌饮牛奶，牛奶不仅会降低药效，其所含的乳糖成分还会使腹泻症状加重。

服用苦味健胃药时忌吃甜食，由于苦味健胃药是依靠其苦味刺激口腔味觉感受器和胃黏膜，反射性兴奋摄食中枢，引起消化腺分泌增多，从而增进食欲以发挥药效，若在此期间食用甜食，会掩盖药物的苦味，降低药效。

服用保钾利尿药时忌食香蕉和橘子，由于香蕉和橘子含有丰富的钾，其血钾浓度会变得很高，易出现乏力、呼吸困难，甚至心脏骤停等症状。

服用降压药时忌饮西柚汁，因为西柚汁中的柚皮素成

094

分会影响肝脏中的代谢酶，从而增加药物的毒副作用。

服用多酶片时忌饮热水，酶中的活性蛋白质遇热后会凝固变性，失去其消化作用。

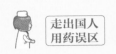

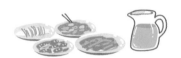

误区 **31** 更年期用药需谨慎，随意服药伤身体

　　女性的更年期可以说是多事之秋，主要是因为女性在这个阶段机体内分泌系统发生了一些显著变化。这一变化或轻或重都会引起体内一系列平衡失调，使人体的神经系统功能与精神活动状况的稳定性减弱，导致人体对外部环境比较敏感，易出现情绪波动，并可诱发多种疾病。很多居民对于更年期用药存在很多困扰和误区。

　　女性更年期主要存在两大误区，一是更年期能忍则忍，不少女性认为更年期是自然过程，什么潮热、盗汗、浑身乏力、焦虑等症状，到了这个年龄阶段自然而然会产生，祖祖辈辈都忍下来了。专家指出，由于更年期及绝经后的头五年卵巢功能下降很快，以致雌激素水平急剧降低，对身体存在一定的伤害。另一个误区是随意服用雌激素，由于对更年期体内雌激素水平下降机制缺乏一定的认识，很多女性误将补充雌激素当作重返青春的"灵丹妙

更年期用药需谨慎，随意服药伤身体

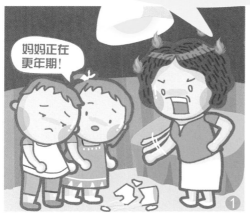

妈妈正在更年期！

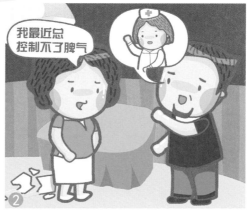

我最近总控制不了脾气

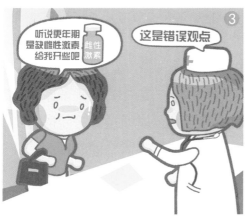

听说更年期是缺雌性激素给我开些吧

雌性激素

这是错误观点

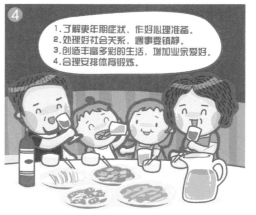

1. 了解更年期症状，作好心理准备。
2. 处理好社会关系，遇事要镇静。
3. 创造丰富多彩的生活，增加业余爱好。
4. 合理安排体育锻炼。

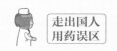
药"，通过自行购买雌激素保养品来延迟更年期或者缓解
不适症状，这是很危险的。雌激素不能滥用，不宜补充过
早、过多或过急，单纯为了保持年轻而补充雌激素更是有
害无益。

专家提醒，激素替代疗法应在有适应证、无禁忌证的
前提下，于绝经早期（治疗窗口期）开始启动，切不可自
行随意乱用，必须在医生和药师的指导下进行。原则上不
推荐60岁以上女性使用激素替代疗法，如果症状严重，可
个体化处理或给予其他治疗。患有妇科肿瘤的女性在未手
术切除前更不可滥用激素替代疗法。根据每个人的具体身
体情况，可采取单用孕激素、单用雌激素或雌孕激素周期
治疗，具体方案需遵医嘱。

专家建议，女性在面对更年期时，首先应正确认识更
年期，了解其症状表现，提早在心理上作好准备。其次
应处理好家庭、社会关系，遇事要冷静。第三，创造丰富
多彩的生活，把生活安排得充实有节奏，适当增加业余爱
好。最后，合理安排体育锻炼，体育活动可以通过促进新陈
代谢，增强各器官的生理机能，以提高身体素质，同时也能
提高心理素质，提高对于突发事件的应变能力。更年期女性
宜选择运动量小、运动节奏慢、富于韵律性的有氧运动。

误区**32** 口腔溃疡切勿乱用药，对症治疗最重要

口腔溃疡，俗称口疮，是一种常见的口腔黏膜疾病，在老百姓的认识中，口腔溃疡似乎不是什么大毛病，无非是"上火了"或是"蔬菜吃少了、维生素缺乏"，吃点消炎药、维生素就行了。据中华新闻网报道，何女士和朋友聚餐，吃了一顿火锅后嘴里出现了一处溃疡，她买了一种磺胺类消炎药，当晚睡前服用了一颗。没想到第二天，何女士满嘴都是一簇一簇的水疱，嘴巴和咽喉处都肿了，说话、喝水时疼痛难忍，身上还出现红疹，这是由于口腔溃疡随意用药引发的过敏症状。

很多人认为，口腔溃疡就是"上火"。中医认为，火气（心胃火旺）上攻口舌就可出现口舌溃疡、咽喉肿痛等症候。但实际上口腔溃疡并不全由"火气"所致，阴虚（虚火）、湿热、阳虚、肝郁等诸多因素均可导致口腔溃疡，应该加以辨证施治，切不可一见口腔溃疡就以清热、解毒、

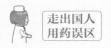
口腔溃疡切勿乱用药，
对症治疗最重要

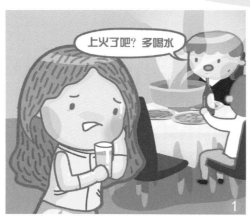

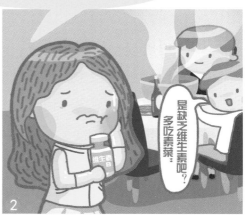

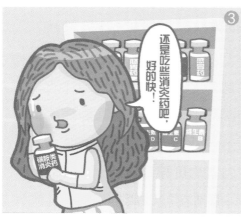

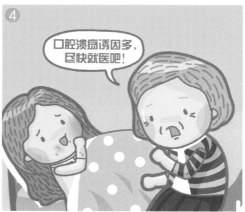

泻火来治疗。还有一部分人认为，发生口腔溃疡是维生素缺乏，补充点维生素B_2、复合维生素就行。实际上，维生素缺乏只是见于部分口腔溃疡患者，比如进食状态差、肠道手术后、胃溃疡、慢性萎缩性胃炎等患者。

专家特别提醒，要警惕口腔溃疡反复发作或伴发其他症状，因为很多全身性疾病会表现为局部口腔黏膜溃疡，如系统性红斑狼疮、白塞病等免疫性疾病，往往会出现反复性口腔溃疡。专家建议，对于口腔溃疡，我们要引起足够重视，口腔溃疡发作时的治疗主要是镇痛防感染，可使用具有黏膜修复功能的药物涂抹患处，或用温和的漱口水或盐水漱口，也可使用溃疡贴片。情况严重时需及时就医，遵医嘱使用漱口水及糖皮质激素类药物。

口腔溃疡治疗的同时，更要做好生活上的自我调节，注意口腔卫生；减少食用辛辣刺激性食品以免创面疼痛；多饮水，常食水果与蔬菜；不熬夜，睡眠充足；勿过度劳累，生活有节制；保持心情愉快。

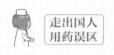
误区**33** 贫血补血分类型，
确诊之后再药疗

补铁口服液

　　一说起贫血，绝大多数人首先想到的是马上补铁，认为所有贫血都是铁元素缺乏引起的。据《长沙晚报》报道，王先生无故皮肤突发出血点，到一家省级医院检查，显示血小板减少，随后出现红细胞、白细胞降低，医生初步诊断为再生障碍性贫血，给予激素治疗及升血药物治疗。出院后，王先生的妻子自行购买很多含铁口服液及阿胶、鹿角胶等滋补药品给其服用，一段时间后，王先生虽长胖，但面色萎黄无华、神疲乏力、动则气喘，到医院检查，血清铁处于正常高值，医生建议其暂停使用自购药物。

　　铁是人体生长所必须的元素，但铁在体内过度沉积，尤其是在心、肝、胰腺及下丘脑等组织器官过度沉积，可导致组织器官细胞损伤和功能受损，临床上常表现为心力衰竭、肝纤维化、糖尿病、不孕症、生长发育障碍等，甚至导致死亡。所以，缺铁性贫血患者在补充铁元素的同

贫血补血分类型，
确诊之后再药疗

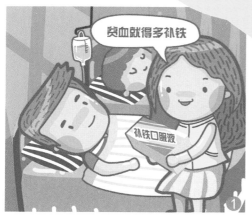

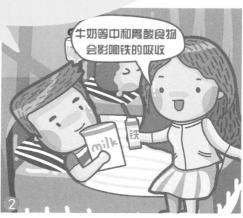

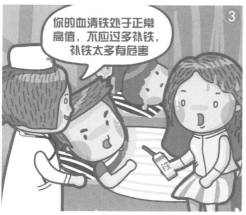

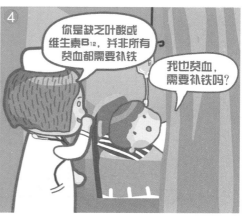

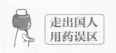

时，应注意及时进行血常规检查，当达到正常水平后应停止补铁，同时合理调节饮食结构。需要注意的是，缺铁性贫血患者在补充铁剂时最好不要饮茶，过多饮茶只会使贫血症状加重，这是由于茶中的鞣质进入体内后会分解成为鞣酸，与铁生成不溶性的铁质沉淀，从而妨碍铁元素的吸收。另外，牛奶及一些中和胃酸食物，也会阻碍铁的吸收。

专家建议，对于贫血患者，建议其先去医院就诊，明确贫血的病因，针对病因有的放矢、对症下药，并非所有贫血患者都需要补充铁元素。对于缺铁性贫血患者，需要谨遵医嘱补充铁剂，并且治疗导致缺铁的原发疾病；对于巨幼细胞贫血患者，有些是仅缺乏叶酸、有些是仅缺乏维生素B_{12}、有些是两者均缺乏，上述患者无论进行食补、药补，均应辨证施膳、辨证进补、适可而止。

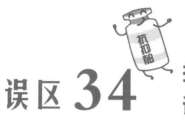

误区**34** 抑郁症应及时用药， 讳疾忌医不可取

　　最近几年在各大媒体上经常能看到有关抑郁症的报道，大众对"抑郁症"这个名词并不陌生，但是公众对抑郁症的正确认识及抑郁症的相关用药知识却知之甚少。

　　专家介绍，罹患抑郁症需及时治疗，可以采用的治疗方法有药物治疗和心理治疗，其中药物治疗效果肯定、应用方便，是首选治疗方法。国内常用的抗抑郁药有阿米替林、马普替林、氯米帕明、多塞平、丙米嗪等，这些药物主要有提高情绪、减轻焦虑、镇静等作用。如阿米替林有明显的镇静作用，类似镇静和嗜睡作用较强的还有马普替林和多塞平。此外，多塞平的抗焦虑作用比较明显，氯米帕明则有较强的提高情绪作用，马普替林的起效时间较快。总之，各种药物的作用各有所长、略有差异，至于选择何种药物治疗，应根据患者具体情况由专科医生作出选择。

　　抗抑郁药有明显的口干、便秘等不良反应，近年来国

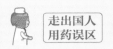

抑郁症应及时用药，
讳疾忌医不可取

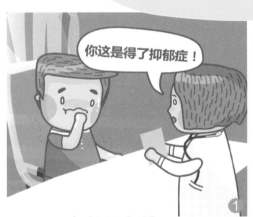

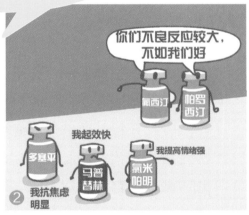

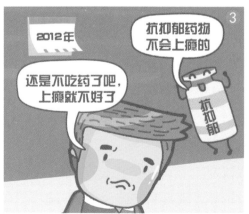

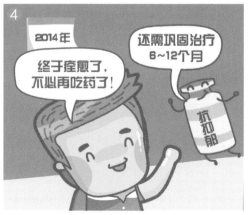

外推出了氟西汀、帕罗西汀、舍曲林、西酞普兰、文拉法辛、米氮平等新型抗抑郁药，这些药物的特点是不良反应小、服用方便。

专家指出，在抑郁症（抑郁障碍）的治疗过程中，很多人存在两种误区，一是有人认为抗抑郁药有依赖性，其实，抗抑郁药物一般不产生依赖性，而安定类药物是有依赖性的。二是认为病好了就不用吃药了，如果患者是第一次罹患抑郁症，通过抗抑郁药治疗恢复正常后，还要巩固治疗6～12个月，这6～12个月不包括从刚生病开始服药到病情缓解的那段时间。

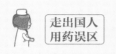
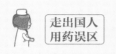

误区 35 骨质疏松要谨慎，部分药物可致病

　　10月20日是一年一度的国际骨质疏松日，目前，全球约有2亿女性患有骨质疏松症，60～70岁之间女性约有1/3患有骨质疏松症，80岁及以上女性约有2/3患有骨质疏松症；约有30%的50岁以上女性伴有一处或多处椎体骨折，约有20%的50岁以上男性会发生骨质疏松性骨折。骨质疏松症是一个世界范围的、日趋严重的公共健康问题。殊不知，很多药物也是引起骨质疏松的重要诱因。

　　专家介绍，骨质疏松是一种代谢性病变。骨质疏松可分为四种类型：普通型，好发于女性，特别是绝经后的女性；继发型，继发于各种基础代谢性疾病，如皮质醇增多症、甲状腺功能亢进症、肢端肥大症等；非典型性，由于长期缺钙、营养不良、活动缺乏等原因所致；药源型，由于不良用药引起的体内矿物质代谢紊乱所致。据统计，约有8%～15%的骨质疏松患者为药源型骨质疏松。

骨质疏松要谨慎，部分药物可致病

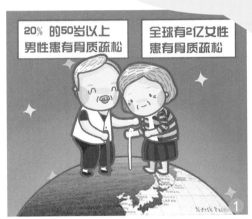

20%的50岁以上男性患有骨质疏松

全球有2亿女性患有骨质疏松

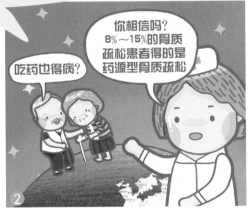

吃药也得病？

你相信吗？8%～15%的骨质疏松患者得的是药源型骨质疏松

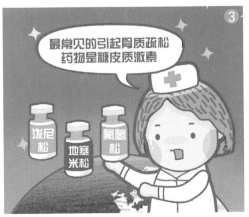

最常见的引起骨质疏松药物是糖皮质激素

泼尼松　地塞米松　氢氟松

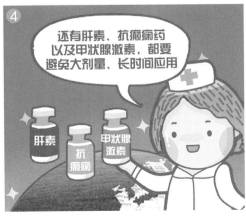

还有肝素、抗癫痫药以及甲状腺激素，都要避免大剂量、长时间应用

肝素　抗癫痫　甲状腺激素

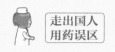
专家指出，最常见导致骨质疏松的药物是糖皮质激素，如地塞米松、泼尼松等。这是因为该类药物促进人体内蛋白质的分解，增加钙、磷的排泄，从而减少蛋白质和粘多糖的合成，使骨基质的形成发生障碍。另外，该药抑制成骨细胞的活性及骨质的生成，可使骨小梁和成骨细胞的数量减少，从而引起骨质疏松。在使用糖皮质激素期间，若出现难以解释的、逐渐加重的腰背痛、关节痛或关节活动受限，且疼痛与气候无关而与活动有关时，均应考虑发生了骨质疏松，应及时就医，遵医嘱将糖皮质激素减量或停用，或改用其他药物进行治疗。

其次是肝素，大剂量、长时间应用肝素会导致骨质疏松。

第三种是抗癫痫药，长期使用抗癫痫药，如苯妥英钠、苯巴比妥等，此类药物能促进维生素的降解，使消化系统对钙的吸收减少，而导致低钙血症。低钙血症可使患者的骨容量减少10%～30%，进而有出现骨质疏松和自发性骨折的可能。因此，长期服用抗癫痫药的患者，应在用药的3～4个月后，开始补充维生素D和钙剂。

除此之外还有甲状腺激素，甲状腺激素（甲状腺粉等）与生长激素有协同作用，可促进骨骼的生长发育。但应用过量的甲状腺激素则会造成人体内的钙磷失衡，从而引起骨骼脱钙、骨吸收增加，进而导致骨质疏松。

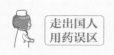
误区 36 药材泡茶要注意，长期饮用不可取

一些人爱用中药材泡茶，觉得养生保健、预防疾病。殊不知，饮用药茶要选用适当的材料，如果不对症，长期饮用会出现反效果。比如胖大海、决明子、甘草等，很多人把它们当作日常饮用茶，其实，这三种茶并不适合长期饮用。

专家指出，一般情况下，由风热感冒导致的咽喉肿痛、声音嘶哑，可以对症饮用胖大海；出现上火症状、目赤涩痛、大便秘结时可以饮用决明子；常有心慌气短症状时可以饮用甘草。但饮用的量和时间必须依据病情轻重加以调整。长期饮用胖大海会产生大便稀薄、胸闷等副作用，突然失音及脾虚的老年人更应慎用；决明子虽然有降血脂的作用，但性寒凉，多食正气受损，伤害脾胃功能，长期饮用会引起腹泻；甘草有补脾益气、清热解毒等功效，但也有类似肾上腺皮质激素的作用，多食能升高血

药材泡茶要注意，长期饮用不可取

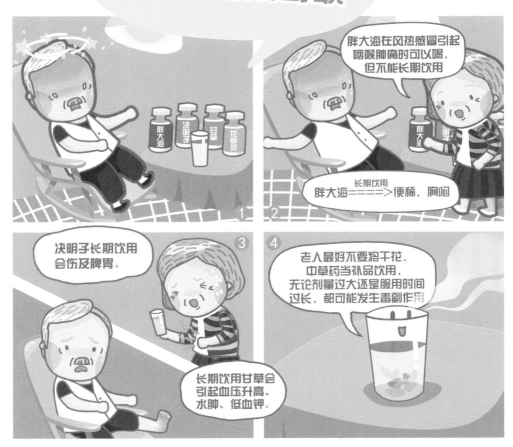

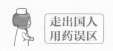
压，导致水肿和低血钾。

此外，干花泡茶，也不是绝对安全的。如饮用野菊花茶后，少数人会出现胃部不适、肠鸣、便溏等消化道反应。老年人最好不要将干花、中草药当作补品饮用，无论剂量过大，还是服用时间过长，都可能产生毒副作用。正在服用西药的患者更应注意，因为不适当地将中药材与西药联用可能会对身体造成伤害。

误区 **37**

服用泻药分类型，
乱用错服重病情

随着生活水平的提高，人们更加关注自己的健康。便秘虽然算不上什么大毛病，但会严重影响人们的生活质量。于是，为了缓解便秘症状，许多人擅自到药店买来各种泻药自行服用。事实上，引起便秘的原因有很多，科学的治疗方式应该是根据具体情况选择用药或其他方法进行治疗。如果随便滥用泻药，不仅会使便秘的情况变得更加复杂化，还会延误治疗的最佳时机。

便秘分为原发性便秘和继发性便秘两大类，其中原发性便秘包括功能性便秘和功能性排便障碍。功能性便秘主要是肠道蠕动功能变差，导致粪便不能被输送至肛门，又称为结肠慢传输型便秘；而功能性排便障碍主要是指盆底肌肉不协调性收缩，导致粪便不能正常排出体外，也就是我们通常所说的出口梗阻型便秘。

在治疗上，对症治疗是关键。专家指出，对于原发性

115

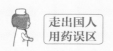

便秘用药**需谨慎，**
滥用泻药**伤身体**

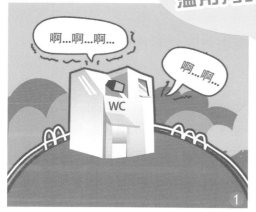

啊...啊...啊...

啊...啊...

WC

1

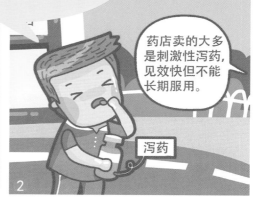

药店卖的大多
是刺激性泻药，
见效快但不能
长期服用。

泻药

2

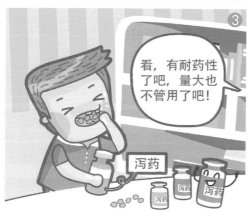

3

看，有耐药性
了吧，量大也
不管用了吧！

泻药

泻药 泻药 泻药

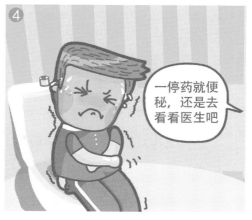

4

一停药就便
秘，还是去
看看医生吧

116

便秘，早期可在医生的指导下应用一些缓泻剂。目前泻药主要分为四种，包括容积性泻药（纤维素等）、渗透性泻药（聚乙二醇等）、润滑性泻药（甘油等）和刺激性泻药（番泻叶、酚酞片等）。前三种作用相对比较缓和，可适当应用。而大家在药房常常能买到的泻药却大多属于刺激性泻药，这类药物的特点是，服用后短时间内即可引起腹痛腹泻，腹泻后使便秘病人感觉很轻松，于是不少人就认为"挺管用"，长期服用以维持排便。但是这类药物其实只可短期（1~2次）应用，并不适合长期使用，一旦长期使用该类药物，会形成对于药物的依赖性，导致尽管之后不断增加用量，效果却越来越差，临床上这种病例比比皆是。并且刺激性泻药长期大量使用会损伤肠道的正常蠕动、分泌功能，一旦停药不仅会加重便秘症状，而且还会导致结肠黑变病，增加大肠癌的发病风险。

因此专家提醒，如果短期应用刺激性泻药后仍出现便秘症状时应及时到医院就诊，尤其是老年便秘患者，由于年龄及身体原因，本身肠道动力就较年轻人差，再加上长期滥用泻药，会导致肠道蠕动功能更差，从而很容易发生粪嵌塞，甚至反复的假性肠梗阻，给患者带来很大痛苦，还容易诱发心脑血管意外。

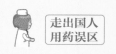
误区38

咳嗽用药有讲究，错用误用伤身体

冬季雾霾天气严重，很多人都因为空气污浊、气候变化等诸多原因而引发咳嗽，并伴有咳黄痰等其他症状；还有很多人因为感冒后吸入大量的污浊空气致使咳嗽变得越发严重。咳嗽是一种人体反射性防御动作，通过咳嗽可以有效清除呼吸道分泌物及气道内异物。但是咳嗽也有其不利的一面，如影响睡眠，并且咳嗽可使呼吸道内感染扩散，剧烈的咳嗽还可导致呼吸道出血，甚至诱发自发性气胸。关于咳嗽的用药，有很多居民仍然存在误区。

专家指出，引起咳嗽、咳痰的原因很多，首先应具体了解其发生的病因，才可有的放矢地进行治疗。对于一般咳嗽，应以祛痰为主，不要单独使用镇咳药。对于无痰而剧烈的干咳，可短期使用镇咳药。对于痰液较多的咳嗽，应谨慎使用镇咳药，以免阻碍痰液排出，使呼吸不畅及感染加重。需要注意的是，在用药一周后，咳嗽、咳痰症状

咳嗽用药**有讲究，**
错用误用**伤身体**

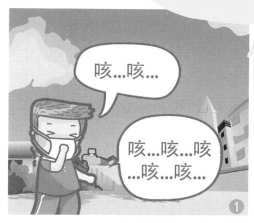

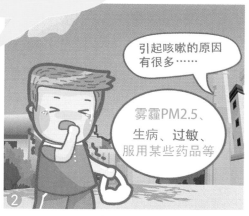

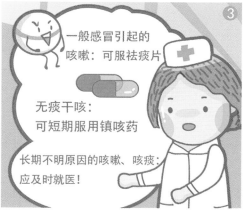

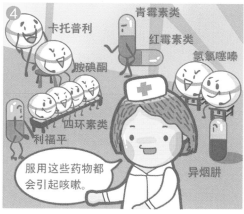

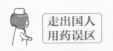
仍不见好转，应及时到医院进行诊治。长期不明原因的咳嗽、咳痰，应先到医院就诊，诊断明确后再使用药物。

除此之外，有一些药物也会引起咳嗽，主要有以下几类：血管紧张素转换酶抑制剂（普利类），抗心律失常药（如胺碘酮），降压利尿剂（如氢氯噻嗪），β－受体阻滞剂（如普萘洛尔），抗菌药（如呋喃妥因、磺胺类、青霉素、红霉素类、四环素类、喹诺酮类、利福平、异烟肼等），抗肿瘤药及免疫抑制剂（如细胞毒性药物烷化剂、长春花碱等以及抗代谢类药物），抗凝血药（如肝素、华法林），抗癫痫药（如卡马西平），抗过敏药（如色甘酸钠），抗精神失常药（氯丙嗪、氟哌啶醇、阿米替林），某些中药制剂（如万年青、乌龙散等）。服用上述药物时需要特别注意。

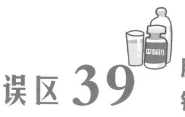

误区 **39** 服药时辰有讲究，
错服漏服疗效差

　　由于人体的生理变化具有周期性，在生物钟的调节下，人体的基础代谢、体温变化、激素分泌等功能都具有节律性，如肝脏合成胆固醇的时间多在夜间；胃酸、激素分泌等也具有昼夜规律性。体内药物浓度的动态变化以及机体对于药物的反应性往往也受到人体生物节律的影响，同一种药物在一天中的不同时间服用，其疗效也会有所差别。

　　专家指出，适宜在清晨服用的药物有：糖皮质激素，清晨服用可减少机体反馈抑制，避免导致肾上腺皮质功能下降；抗高血压药，人的血压在每日9~11时、16~18时最高，因此每日服用一次的降压药多在清晨服用；抗抑郁药，抑郁症有暮轻晨重的特点；利尿药，清晨服用以避免夜间排尿次数过多。

　　适宜空腹服用的药物有：胃黏膜保护药，空腹服用能使其附着于胃壁，形成一层保护屏障，如合并使用中和胃酸

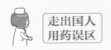
服药时辰有讲究，错服漏服疗效差

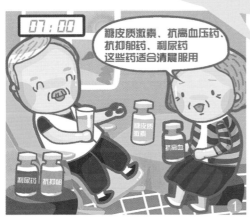

07:00

糖皮质激素、抗高血压药、抗抑郁药、利尿药这些药适合清晨服用

①

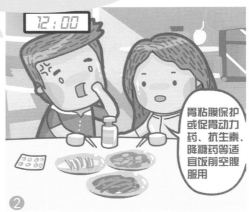

12:00

胃粘膜保护或促胃动力药、抗生素、降糖药等适宜饭前空腹服用

②

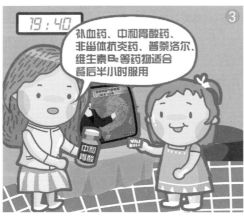

19:40

补血药、中和胃酸药、非甾体抗炎药、普萘洛尔、维生素B₂等药物适合餐后半小时服用

③

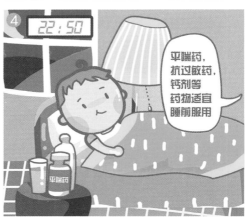

22:50

平喘药、抗过敏药、钙剂等药物适宜睡前服用

④

药，两类药物应间隔一小时服用；促胃肠动力药，餐前服用以利于促进胃蠕动和胃排空；抗生素，空腹时药物不被食物稀释，血药浓度达峰快，疗效好；降糖药，糖尿病患者进餐后血糖值更高，口服降糖药宜饭前半小时应用。阿卡波糖能够延缓葡萄糖的吸收，需在开餐时即刻服用或与前几口饭同服。

一般未特别强调空腹或餐后服用的药物，可于餐后半小时服用。适宜餐后服用的药物有：非甾体抗炎药、补血药，餐后服用可减少其对胃肠黏膜的刺激；中和胃酸药，进食可引起胃酸分泌增多，因此应餐后服用；餐后服用可使药物生物利用度增加的药物，如普萘洛尔、苯妥英钠、螺内酯、氢氯噻嗪、维生素B_2等。

适宜睡前服用的药物有：平喘药，哮喘患者的通气功能具有昼夜节律性，哮喘易在凌晨发作，故每日服用一次的平喘药多在睡前半小时服用；他汀类血脂调节药，肝脏合成胆固醇主要在夜间，故晚餐后服药有助于提高疗效；抗过敏药，服用后易出现嗜睡、困乏等不良反应，故睡前服用更安全；钙剂，人体的血钙水平在每日后半夜及清晨最低；催眠药，服药后可有利于安然入睡。

专家指出，根据疾病的昼夜节律性波动现象选择最适宜的用药时间，可获得最佳疗效，并减少药物不良反应。

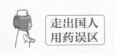

误区40 老年人用药"十要十忌"

我国已进入人口老龄化社会，老年人已成为医疗和健康关注的一个重要人群。随着年龄的增长，老年人各器官的生理功能逐渐衰退，许多疾病（特别是慢性病）的发生率上升，常有一人多病、多药共用的情况，导致发生药物不良反应的概率增加。因此，老年人用药在选择药物种类、剂量、疗程、给药方式以及用药依从性等方面都应给予特别关注。

1. 要正规渠道购药，忌轻信伪劣假冒

老年人是销售各种伪劣假冒药品等不法分子的主要对象。因此，老年人应从正规的医院、药店选购药品，这里的药品质量不仅有所保障，还会有专业的医生和药师为老年人提供正确选择药品的有关信息。若从网络购药，老年人最好请子女帮助，到国家食品药品监督管理总局网站寻

老年人用药"十要十忌"

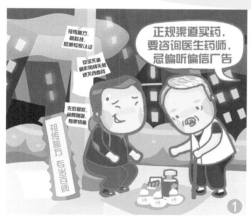

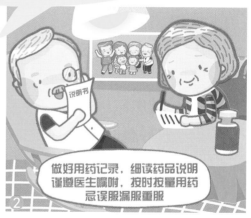

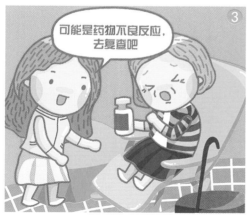

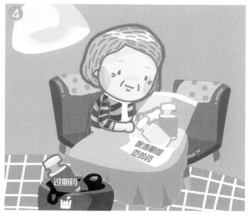

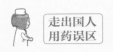

找合法的网上药店购买，购买药品后需索要购药凭据。不要轻信在街头兜售和到家里传销所谓药品和保健品的商贩，也不要通过电话和健康讲座购买药品。如遇到伪劣假冒药品，可拨打食品药品投诉举报热线 12331 向国家食品药品监督管理总局投诉举报。

2. 要咨询医生药师，忌偏听偏信广告

当今社会信息发达，各种药品宣传广告形式多样，令人眼花缭乱，老年人不易分辨真伪。老年人在选择药品时，最好咨询正规专业的医生和药师。现在许多医院药房设有免费的用药咨询窗口，药店有执业药师坐堂，可以向他们咨询。国家食品药品监督管理总局和中国药学会专设了安全用药免费咨询热线 400-030-0606，由全国药学领域权威专家为公众解答用药问题。不要轻信广告中所谓的"祖传秘方、高科技、权威专家认证、安全无毒副作用、纯天然绝不含西药、无效退款、保险公司理赔、免费赠送、有奖销售"等蛊惑性宣传。

3. 要做好用药记录，忌自行加药同服

安全用药提倡"能少用药就少用、能不用药就不用"

原则。但老年人常有一人多病的情况，需要多药共用。多种药物同服可能会产生相互作用，导致药物的疗效降低、毒性增强，甚至造成严重的不良反应、危害身体健康。建议老年人最好将所服用的药物记录在本子上，列出药品名称、用法用量、服药时间等。这样做的好处一是避免多服、漏服、误服；二是在就诊时将用药记录带给医生看，一目了然，以便医生根据患者的病情调整用药，并避免医生在不知情的状况下开出不合理的用药处方。

4. 要谨遵医嘱服药，忌凭借经验自服

用药依从性对于老年人慢性病的治疗非常重要。依从性也称顺应性，是指患者用药、饮食和运动等行为与医务人员所嘱咐建议的相符程度。简单地说，好的依从性就是患者按照医生和药师的指导服药。当老年人看到别人应用某种药物疗效很好，或听到亲朋好友推荐某种治疗方法时，一定不要简单地照搬他人经验，因为人体存在体质和病症上的个体差异，尤其是患有慢性病的老年人，可能会产生用药安全风险。若想参考他人的用药经验，最好先咨询医生和药师，看是否适合自身的具体情况。

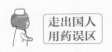
5. 要细读药品说明，忌随意丢弃包装

　　药品说明书和外包装上的信息是很好的用药指导，在购得药品后，一定不要将药品的外包装和说明书随意丢弃。老年人应养成用药前细读说明书的习惯。在使用非处方药物（Over The Counter，OTC）进行自我药疗时，一定要严格遵照说明书所述的用法用量进行服药。阅读药品说明书时要重点查看药品名称、剂量规格、用法用量、适应证（治疗什么病的）、禁忌证（什么病症不能用），以及用药后可能会发生哪些不良反应、有哪些需要注意的事项，药品应存放在什么地方等信息。药品外包装上主要查看有效期，以防药品过期失效。老年人阅读说明书有困难时，可以向医生、药师或家人求助，要明明白白地用药。

6. 要按时按量用药，忌擅自加减药量

　　按时按量用药是保障老年人慢性病药物治疗效果的重要环节，用药的时间长短和剂量大小是医生根据患者的病情确定的。药物的疗效取决于它在血液中保持一定时间的浓度水平，太低则达不到疗效、太高则易发生毒副作用。时断时续地服药，漏服后擅自加服都可能造成药物在血液中浓度的大幅波动，是绝对不可取的。治病时不要心急，

误认为剂量大些，病就好得快些，而随意加大剂量；也不要病情稍有好转，就认为可以减量或停药，造成病情反复甚至发生"反跳"现象。老年人记忆力减退，可做一些用药提醒或用药记录，或用星期分装定量药盒摆放常用的口服药品，以防止漏服。

7. 要定期随诊复查，忌忽略不良反应

随着老年人生理机能渐衰，药物在机体内的吸收、分布、代谢和排泄与年轻时不同，且老年人用药品种多、时间长，更容易发生药物不良反应。建议老年人要定期到医院随诊复查，及时发现问题，进行用药调整。这样既可保证药物治疗的效果，又可防止严重不良反应的发生。对于长期用药的老年慢性病患者，建议一般每3～6个月复查一次。不良反应是药物与生俱来的固有属性，要正确看待药物的不良反应，请医生和药师帮助评价药物疗效和不良反应之间孰轻孰重，以判断是否停药，不要看到说明书中所写的不良反应条目众多就认为该药不好，拒绝用药或自行停药。

8. 要随身备急救药，忌准备不足出行

老年人外出时，要常备一些急救药品以防万一。老年

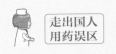

人在较长时间外出前，应做好预防"意外"的充足准备，可以随身携带适量的晕车药、外伤药、感冒药、防暑药、安眠药等。有慢性病的老年人除需带好常服的药品外，还应备好特殊的急救药品，如心脑血管病患者应随身携带硝酸甘油含片，哮喘患者随身携带哮喘气雾剂，癫痫患者随身携带抗癫痫药，糖尿病患者带好糖果以备低血糖时应急等。建议老年人外出时最好随身携带一张"急救卡"，注明姓名、住址、亲属电话、所患疾病、急救药品存放位置、使用说明等。万一突发疾病，路人可以根据急救卡上的信息，实施紧急救助。

9. 要定期整理药箱，忌服变质过期药

家庭小药箱是常用药品的"家"，如果"小药箱"中的药品存放不当，反而会威胁健康，应该定期清理。家庭药箱管理的核心是有效期管理，既防止误服过期药品而影响疗效，又防止药品过期造成浪费，建议每3个月检查整理一次家庭药箱，一定不要服用过期和变质的药品。整理家庭药箱"三部曲"：一是挑出过期药，过期药品不仅药效降低，延误病情，还可能发生严重的毒副作用。二是整理散装药，对于打开包装却未吃完的药片或胶囊，如果有效

期不明确，或通过观察药品的性状发现变质，就一定要弃用。三是根据需要定期添置新的药品。老年人的家庭药箱配备还要注意：药物的品种和数量不宜过多，内服和外用药分开，存放于避光、阴凉、干燥处，不要让儿童拿到，最好建立药品档案。

10. 要家人经常关心，忌误服漏服重服

亲属及看护人员要经常关心家里老年人的用药情况，特别是对于记忆力或视力较差、独居或生活不能自理的老人，防止误服、漏服、重服等现象发生。家人要帮助老人建立用药记录和药品档案，督促老人按时按量用药，观察老人用药后的反应和病情的发展情况，定期整理老年人的家庭药箱。同时也要提醒老年人不要轻信社会上的各种非法宣传和传销，不要轻信道听途说，以自己的身体试用未经验证的秘方偏方。要经常为老年人讲解安全用药常识。此外，关心也要科学适当，不要随意为老年人购买各种补药和补品，为补而补、盲目滥补，有可能将"孝心"变成"伤心"。